Houssem Ben Ayed
Mokhles Lajmi
Salam Ben Mbarek

Revascularização cirúrgica e disfunção ventricular esquerda

Houssem Ben Ayed
Mokhles Lajmi
Salam Ben Mbarek

Revascularização cirúrgica e disfunção ventricular esquerda

Estudo de mortalidade

ScienciaScripts

Imprint

Cover image: www.ingimage.com

This book is a translation from the original published under ISBN 978-620-6-72839-9.

Publisher:
Sciencia Scripts
is a trademark of
Dodo Books Indian Ocean Ltd. and OmniScriptum S.R.L publishing group

120 High Road, East Finchley, London, N2 9ED, United Kingdom
Str. Armeneasca 28/1, office 1, Chisinau MD-2012, Republic of Moldova, Europe
Managing Directors: Ieva Konstantinova, Victoria Ursu
info@omniscriptum.com

Printed at: see last page
ISBN: 978-620-8-37176-0

Introdução

A doença coronária é a principal causa de morte a nível mundial [1]e a revascularização do miocárdio é o melhor tratamento para as lesões ateromatosas nas artérias coronárias. O seu objetivo é restaurar o fluxo sanguíneo em áreas do coração que estão privadas de oxigénio, reduzindo assim o risco de complicações como a insuficiência cardíaca congestiva (ICC) [2].

A insuficiência cardíaca crónica é definida por um conjunto de sinais e sintomas que indicam uma alteração estrutural ou funcional do coração. Esta patologia pode levar a um aumento da pressão intracardíaca ou a uma incapacidade de manter um débito cardíaco suficiente para satisfazer as necessidades metabólicas do organismo durante o exercício ou em repouso. [3]. Com uma incidência média de IC de 3,20 casos por 1000 pessoas-ano em todo o mundo e uma prevalência de 1 a 2% dos adultos [3, 4]representa uma verdadeira pandemia, o que a torna um importante problema de saúde pública.

A ICC sistólica com FEVE reduzida é uma complicação frequente da doença arterial coronária, caracterizada por uma queda da FEVE para menos de 40%. [5].

Na Tunísia, afecta uma população mais jovem e mais ativa e tem um impacto importante na morbilidade e mortalidade dos doentes.[5, 6]. As despesas de saúde ligadas à insuficiência cardíaca são elevadas devido ao seu custo direto (elevado número de hospitalizações, custo dos tratamentos farmacológicos e de intervenção) e indireto (desvantagem social e profissional)[7].

A cirurgia de revascularização miocárdica (CRM) é o tratamento padrão para pacientes com disfunção sistólica do ventrículo esquerdo (VE) com envolvimento do tronco comum esquerdo (TCE) ou envolvimento tritruncal com Syntax-score elevado, particularmente em pacientes diabéticos.[2]. Os objectivos da revascularização do miocárdio nestes doentes são a melhoria da função ventricular, a prevenção da insuficiência cardíaca congestiva e a melhoria da qualidade e esperança de vida. [8].

No entanto, a presença de disfunção ventricular esquerda aumenta consideravelmente o risco operatório e requer uma abordagem multidisciplinar do Heart Team dada a complexidade da decisão. [9].

O objetivo primário do nosso estudo foi investigar a mortalidade precoce e a médio prazo da cirurgia coronária em doentes com doença cardíaca isquémica com disfunção sistólica do VE pré-operatória (FEVE pré-operatória ≤40%).

Métodos

1. Caraterísticas do estudo

O estudo foi retrospetivo, observacional, longitudinal, descritivo e monocêntrico. O estudo centrou-se na análise de dados epidemiológicos, clínicos e paraclínicos, bem como na avaliação dos resultados pós-operatórios precoces e tardios de todos os pacientes submetidos à cirurgia de revascularização do miocárdio na presença de disfunção sistólica do VE. O inquérito foi realizado nos serviços de cardiologia e cirurgia cardiotorácica do Hôpital Militaire Principal d'Instruction de Tunis (HMPIT), durante o período de janeiro de 2012 a dezembro de 2021.
A população do estudo era constituída por doentes que satisfaziam critérios de inclusão e de não inclusão específicos, que serão detalhados nas secções seguintes.

1.1. Critérios de inclusão

Foi efectuada uma revisão retrospetiva e exaustiva dos registos dos relatórios operatórios do serviço de cirurgia cardíaca, com o objetivo de identificar todas as cirurgias de revascularização do miocárdio realizadas sob circulação extracorporal (CEC). Posteriormente, procedeu-se a uma revisão cuidada dos relatórios médicos pré-operatórios destes doentes, de modo a selecionar aqueles que preenchiam um dos seguintes critérios de inclusão no nosso estudo:

- ✓ Doentes com FEVE ≤ 40% que tenham sido submetidos a revascularização cirúrgica do miocárdio sob CEC
- ✓ Doentes com FEVE ≤40%, inicialmente programados para cirurgia de revascularização do miocárdio, mas para os quais foi necessária a conversão intra-operatória para cirurgia de bypass.

1.2. Critérios de não-inclusão

Para garantir que as alterações pós-operatórias nos sintomas de IC ou na FEVE pudessem ser atribuídas exclusivamente à CRM, os pacientes que atendiam aos seguintes critérios não foram incluídos no estudo:

- ✓ FEVE > 40%.
- ✓ Cirurgia cardíaca anterior
- ✓ Outra cirurgia cardíaca concomitante, como a cirurgia valvular.
- ✓ Tratamento cirúrgico de uma complicação mecânica de um enfarte do miocárdio.

1.3. Critérios de exclusão :

- ✓ Doentes com FEVE ≤ 40% submetidos a revascularização cirúrgica do miocárdio em BC. Estes indivíduos foram excluídos devido ao reduzido número de doentes que cumpriam estes critérios durante o período de inclusão.
- ✓ Pacientes cujos registos médicos se perderam ou estavam incompletos.

2. Objetivo do estudo

Estudar a mortalidade imediata e a médio prazo da cirurgia coronária em doentes com doença cardíaca isquémica com FEVE pré-operatória reduzida (FEVE pré-operatória≤ 40%).

3. Estudo descritivo

3.1. Recolha de dados

A informação sobre os doentes foi recolhida nas fontes do HMPIT. Para a fase inicial, os dados foram extraídos de observações relativas aos vários internamentos, relatórios operatórios e registos de monitorização dos serviços de cardiologia, cirurgia cardiotorácica e cuidados intensivos cardiovasculares. Para a fase de seguimento, a informação foi obtida a partir dos registos dos internamentos subsequentes e das fichas de consulta externa dos serviços de cardiologia de referência, ou através de chamadas telefónicas (ver Anexo 1).

3.2. Dados clínicos

Dados recolhidos retrospetivamente para todos os doentes:

- ✓ Factores de risco cardiovascular
  - o Factores não modificáveis
    - ▪ Idade, género
    - ▪ Doença arterial coronária familiar: Ocorrência de um evento coronário antes dos 55 anos nos homens e dos 65 anos nas mulheres da família [10].
  - o Factores modificáveis

- Diabetes: Tipos e classificações de acordo com a ADA 2022, mal equilibrada se HbA1c > 7% para < 65 anos e > 8% para ≥ 65 anos [11].
- Hipertensão: tal como definida pela Sociedade Europeia de Cardiologia (ESC) em 2018 [12].
- Tabagismo: ativo ou cessação.
- Dislipidemia: Colesterol total ≥ 200 mg/dl, triglicéridos ≥150 mg/dl, LDL-C ≥ 130 mg/dl, HDL-C < 40 mg/dl (homens), HDL-C < 50 (mulheres) [13].
- Excesso de peso e obesidade de acordo com a classificação da OMS por índice de massa corporal (IMC) [14]:

    - Baixo peso < 18,5 kg/m^2
    - ^{2}Peso normal: 18,5 - 24,9 Kg/m .
    - ^{2}Excesso de peso: 25,0 - 29,9 kg/m .
    - ^{2}Obesidade moderada: 30,0 - 34,9 kg/m .
    - ^{2}Obesidade grave: 35,0 - 39,9 Kg/m .
    - ^{2}Obesidade mórbida ≥ 40 Kg/m .

✓ Antecedentes cardiovasculares

- História de doença coronária: tratamento médico ou angioplastia coronária.
- Arteriopatia obliterativa crónica dos membros inferiores (COAIL) segundo a classificação de Fontaine e Rutherford[15].
- Estenose carotídea: diâmetro da estenose ≥ 50%, classificada de acordo com o NASCET como sintomática se associada a sintomas nos últimos 6 meses [16, 17].

✓ Comorbilidades

- $^{-1-1}$ Anemia crónica: hemoglobina < 13 g-dL (homens), < 12 g-dL (mulheres) [18].
- Distiroidismo (hipotiroidismo, hipertiroidismo).
- Perturbação do ritmo supraventricular (fibrilhação auricular (FA), flutter auricular).
- Úlcera péptica.
- Ataque isquémico transitório (AIT) ou acidente vascular cerebral (AVC).

- Doença pulmonar obstrutiva crónica (DPOC).
- Insuficiência renal crónica (IRC) de acordo com a classificação K/DOQI [19] (Tabela 1).

Tabela 1 Classificação das fases da doença renal crónica

ESTÁDIO	Taxa de filtração glomerular (ml/min/1,73 m2)	Definição
1	≥ 90	DRC* com TFG normal ou aumentada
2	Entre 60 e 89	DRC* com TFG ligeiramente reduzida
3A	Entre 45 e 59 anos	DRC moderada
3B	Entre 30 e 44 anos	
4	Entre 15 e 29 anos	DRC grave
5	< 15	DRC em fase terminal

CKD: Doença renal crónica, **GFR:** Taxa de filtração glomerular, **CKD: insuficiência** renal crónica. * Proteinúria, anomalias na imagiologia renal ou anomalias anatomopatológicas.

✓ Motivo da hospitalização

- Angina instável.
- Síndrome coronária aguda (SCA) sem elevação persistente do segmento ST e troponinas elevadas (NSTEMI).
- SCA com elevação persistente do segmento ST (STEMI) em evolução (< 48 horas).
- STEMI visto tardiamente (>48 horas).
- Síndrome coronária crónica :
    - Angina estável.
    - Avaliação de cardiomiopatia isquémica ou disfunção do VE diagnosticada por ecocardiografia transtorácica (ETT).
    - Isquémia silenciosa revelada pela cintigrafia de isquémia miocárdica ou pela ecografia de esforço ou de exercício.
- O grau de urgência da cirurgia: cirurgia de urgência ou programada.

- A presença ou ausência de um estado pré-operatório crítico definido de acordo com os critérios do Euroscore II [20-22]pela presença de pelo menos um dos seguintes parâmetros pré-operatórios:
    - Presença de taquicardia ventricular.
    - Colocação de um balão de contrapulsação intra-aórtico (BCPIA).
    - Recuperação da paragem cardiorrespiratória.
    - Massagem cardíaca.
    - Ventilação mecânica.
    - Vasopressores.
    - Insuficiência renal aguda.
- O comprometimento funcional dos pacientes foi avaliado de acordo com a classificação da New York Heart Association (NYHA) antes da CRM (a mais pessimista) e durante o acompanhamento (a mais otimista). [23] (Anexo 2).

3.3. Dados paraclínicos

3.3.1. Biologia

Foram recolhidas informações relevantes, incluindo: valores de creatinina no sangue pré e pós-operatórios, depurações de creatinina calculadas utilizando o método de Cockcroft e Gault [24]valores de hemoglobina pré e pós-operatórios, hematócrito, glóbulos brancos, plaquetas, colesterol LDL, colesterol HDL, triglicéridos, glicemia em jejum, HbA1c, níveis de troponina, testes de função hepática e grupo sanguíneo ABO e Rhesus.

3.3.2. Dados do eletrocardiograma

Foi realizado um eletrocardiograma em todos os doentes para detetar :

- ✓ Perturbações do ritmo cardíaco.
- ✓ Distúrbios da condução atrioventricular.
- ✓ Perturbações da excitabilidade ventricular.
- ✓ Sequelas de necrose do miocárdio.
- ✓ Perturbações da repolarização.

3.3.3. Dados do ecocardiograma transtorácico em repouso

Os dados acima referidos foram recolhidos dos relatórios ecocardiográficos no pré-operatório, no pós-operatório e durante o seguimento.

- ✓ Função sistólica do VE: FEVE avaliada pelo método biplanar de Simpson. Esta FEVE foi considerada reduzida se fosse inferior a 40%. [3].
- ✓ Distúrbios da cinética segmentar do VE: Estes distúrbios foram classificados como hipocinesia, acinesia ou discinesia para cada segmento miocárdico. Para este último, foi adotada a segmentação da Sociedade Americana de Ecocardiografia [25].
- ✓ Pressão Arterial Pulmonar Sistólica (PAPS): Os valores de PAPS foram extraídos de relatórios ecocardiográficos pré-existentes e classificados em duas categorias, de acordo com os critérios do Euroscore II [22]
  - o Entre 31 e 55 mmHg: Aumento médio da PAPS.
  - o > 55 mmHg: aumento grave da PAPS.
- ✓ Estado valvular: presença de doença valvular associada, nomeadamente insuficiência mitral funcional (IM) de origem isquémica.
- ✓ Avaliação da área de superfície da aurícula esquerda.
- ✓ Procura de trombo intraventricular esquerdo.
- ✓ Função sistólica do ventrículo direito.

3.3.4. Dados de ultrassom Doppler dos troncos supra-aórticos

Pesquisa de uma lesão ateromatosa carotídea associada e da sua gravidade hemodinâmica.

3.3.5. Dados de angiografia coronária

Foram analisadas as várias lesões coronárias:

- ✓ Local da estenose: foi especificado com base na classificação do American College of Cardiology e da American Heart Association (ACC/AHA).[26].
- ✓ Os doentes foram classificados como mono, bi ou tritruncais, consoante o envolvimento das artérias principais (artéria interventricular anterior (AIA), artéria circunflexa (Cx) ou artéria coronária direita (ACD)) ou das suas colaterais (artérias

diagonal (Dg), marginal (Mg), interventricular posterior (IVP) ou retroventricular esquerda (RVE), respetivamente).

- ✓ Gravidade da estenose :
  - o Uma estenose foi considerada significativa se fosse ≥ 50% ao nível do TCG, ou ao nível da IVA ostial, e ≥ 70% ao nível de outras artérias de diâmetro ≥2 milímetros (mm).
  - o Uma oclusão coronária crónica corresponde a uma interrupção completa do fluxo sanguíneo anterógrado de uma artéria coronária, e na angiografia coronária corresponde a um fluxo TIMI 0 (Thrombolysis In Myocardial Infarction)[27]. Esta obstrução deve estar presente há pelo menos três meses.
  - o Análise do fluxo coronário: Uma classificação desenvolvida pela equipa do estudo TIMI permitiu distinguir 4 tipos de fluxo (14) (Anexo 3).
- ✓ A pontuação de risco anatómico SYNTAX Score I não foi calculada devido à falta de dados.

3.3.6. Cintigrafia ou ecografia do miocárdio com dobutamina

Estes exames eram efectuados quer para documentar a isquémia miocárdica, quer para verificar a viabilidade de um território sistematizado de uma artéria coronária, de modo a justificar a sua revascularização.

3.4. Cálculo das pontuações preditivas para a mortalidade precoce

3.4.1. Euroscore II

Foi desenvolvido pela Associação Europeia de Cirurgiões Cardiotorácicos para avaliar o risco cirúrgico. O Euroscore II é atualmente o mais utilizado (Anexo 5). Foi atualizado em 2011. É mais exato para os doentes com comorbilidades. É um escore de predição de mortalidade intra-hospitalar para cirurgia cardíaca [20].

3.4.2. Pontuação de risco STS

Foi desenvolvido pela "The Society of thoracic surgeons' risk score" para prever a morbilidade e mortalidade cirúrgicas.[28]. É baseado em dados do National Adult Cardiac Surgery Database (Anexo 6).

3.5. Estratégia de tratamento

A decisão terapêutica da equipa médico-cirúrgica foi analisada retrospetivamente com base nas observações e decisões colegiais registadas manualmente nos vários processos clínicos do doente. Esta análise permitiu identificar os seguintes parâmetros.

- ✓ O grau de urgência.
- ✓ Atraso no tratamento: tempo entre a data da cirurgia de revascularização do miocárdio e a data da angiografia coronária, em dias
- ✓ Abordagem: esternotomia mediana vertical
- ✓ O tipo de operação: sob CEC após heparinização geral seguida de canulação da aorta ascendente e da aurícula direita.
- ✓ Os bypasses efectuados
    - o A natureza dos enxertos utilizados: arteriais ou venosos
    - o Artérias revascularizadas,
    - o O número de pontes, o número de anastomoses distais
    - o Tipo de anastomose da artéria mamária interna direita (AMID): pediculada por tunelização através do seio de Theile, como um enxerto livre montado em Y na artéria mamária interna esquerda (AMIG).
    - o Tipos de PAC sequenciais efectuados.
- ✓ Duração da cirurgia de bypass, pinçamento da aorta e assistência circulatória
- ✓ Saída da cirurgia de bypass: fácil ou que tenha necessitado de fármacos inotrópicos positivos, Levosimendan e/ou BCPIA em caso de síndroma de baixo débito cardíaco (LCOS).
- ✓ Momento da inserção do BCPIA: pré, intra ou pós-operatório
- ✓ O tipo de revascularização: completa ou incompleta. A revascularização foi considerada completa quando todos os bypasses foram efectuados em artérias com uma estenose considerada significativa com base nos dados angiográficos pré-operatórios.
- ✓ Duração da ventilação mecânica em horas.
- ✓ Tempo de permanência nos cuidados intensivos

3.6. Resultados pós-operatórios imediatos

3.6.1. Mortalidade pós-operatória precoce:

A mortalidade precoce é definida como qualquer morte ocorrida nos 30 dias após a cirurgia ou durante o internamento, quer na unidade de cuidados intensivos de cirurgia cardiovascular, quer após a transferência para o departamento de cardiologia.

3.6.2. Complicações no início do pós-operatório

Foram registadas complicações pós-operatórias precoces (entre D0 e D30):

- ✓ AVC/TIA.
- ✓ Enfarte do miocárdio (MI) tipo 5: MI iatrogénico após cirurgia de revascularização do miocárdio (CABG) definido por uma elevação da troponina superior a 10 vezes o valor normal ou superior a 20% para doentes com um valor de troponina elevado mas estável associado a pelo menos um dos seguintes sinais [29] :
    - Sintomas de isquémia aguda do miocárdio.
    - Alterações dinâmicas do ECG ou aparecimento de ondas Q patológicas.
    - Aparecimento de cinética segmentar anormal ou viabilidade miocárdica na imagiologia.
- ✓ A síndrome de baixo débito cardíaco (SBC) pós-operatória é definida como uma disfunção da função de bombeamento do coração que resulta numa redução da perfusão sistémica, que pode levar a hipoxia tecidular e falência de órgãos. Geralmente transitória e responsiva ao tratamento médico convencional, pode tornar-se refractária e necessitar de suporte circulatório mecânico. Na literatura, a SBDC é comumente definida por uma diminuição do débito cardíaco (abaixo de 2,2 L/min/m^2) com sinais de hipoperfusão (excluindo hipovolemia), a necessidade de duas drogas inotrópicas no pós-operatório, ou a necessidade de suporte circulatório mecânico para saída de bypass ou no pós-operatório[30].
- ✓ Complicações infecciosas: mediastinite aguda e seu atraso, pneumonia infecciosa, infeção do trato urinário, septicemia, infeção de dispositivos médicos.
- ✓ Complicações hemorrágicas com ou sem cirurgia de hemostase repetida.
- ✓ Complicações respiratórias.
- ✓ Insuficiência renal aguda pós-operatória.

Determinámos os eventos cardiovasculares major precoces (MACCE), que foram definidos como a ocorrência, no prazo de 30 dias após o procedimento de revascularização, de :

- ✓ Morte prematura.
- ✓ Enfarte do miocárdio de tipo 5 .
- ✓ Acidente vascular cerebral pós-operatório.
- ✓ SBDC.

3.7. Acompanhamento tardio

O seguimento tardio foi efectuado na consulta externa de cardiologia, após consulta dos processos ou por telefonemas.

Registámos as várias complicações extra-hospitalares, os sintomas funcionais e a função ventricular esquerda através de ecocardiograma transtorácico.

A morte tardia foi definida como morte nos 30 dias seguintes ao procedimento cirúrgico.

O MACCE tardio foi definido como a ocorrência de morte tardia, acidente vascular cerebral ou síndromes coronárias após 30 dias de cirurgia.

Caso tenha sido necessária monitorização angiográfica após MACCE pós-operatório, a informação relativa à coronariografia e à estratégia terapêutica adoptada foi meticulosamente registada e reportada.

4. Estudo analítico:

O objetivo desta fase do estudo foi identificar os factores preditivos de mortalidade precoce e tardia, bem como os associados a complicações cardiovasculares major precoces e tardias após a cirurgia. Procurou-se também identificar os factores preditivos de complicações pós-operatórias associadas à morte.

Outra análise visou identificar factores preditivos de deterioração da FEVE no pós-operatório precoce e durante o seguimento.

Por fim, foi efectuada uma análise da sobrevivência global e do período sem complicações cardiovasculares graves.

5. Análise estatística

®®A análise foi efectuada com recurso ao software IBM SPSS-statistic versão 28 para macOS com licença e ao software de estatística automatizada online EasyMedStat (versão 3.24; www.easymedstat.com).

5.1. Estudo descritivo

Na primeira fase da análise, a população do estudo foi descrita em termos de todas as variáveis recolhidas. Para as variáveis qualitativas foram calculadas as frequências simples e relativas, e para as variáveis quantitativas foram determinadas as médias, medianas e desvios-padrão. Os resultados que seguem uma distribuição normal foram expressos pela média ± desvio padrão e os que não seguem esta distribuição foram representados pela mediana e intervalo interquartil. A conformidade da amostra com a distribuição normal foi confirmada através dos testes de Shapiro-Wilk e K-S, tendo sido aplicados os seguintes métodos estatísticos.

5.1.1. Comparação de variáveis qualitativas

χAs duas percentagens foram comparadas com base em séries independentes utilizando o teste 2 de Pearson. Quando o tamanho de um dos grupos era inferior a 5, foram utilizados os resultados do teste exato bicaudal de Fisher. Foi estabelecido um nível de significância de 5,0% (bicaudal).

5.1.2. Comparação de variáveis quantitativas

As comparações de duas médias em séries independentes foram efectuadas utilizando o teste t de Student. Em caso de números reduzidos ou de não normalidade da distribuição, foi utilizado o teste não paramétrico de Mann-Whitney.

As comparações de várias médias em séries independentes foram efectuadas utilizando o teste ANOVA de um fator ou, em caso de não normalidade ou de números reduzidos, o teste não paramétrico de Kruskal-Wallis.

A correlação entre duas variáveis quantitativas foi investigada através do coeficiente de correlação de Pearson, caso validassem a normalidade, ou através do teste não paramétrico do coeficiente de correlação de Spearman, caso não o fizessem. Os resultados foram apresentados sob a forma de tabelas ou gráficos, facilitando a sua interpretação e compreensão.

5.2. Estudo analítico

5.2.1. Identificação de factores de risco

5.2.1.1. Estudo univariado

Os factores de risco foram identificados através do cálculo do Odds Ratio (OR) e do respetivo intervalo de confiança. O OR indica quantas vezes o risco de um evento é multiplicado quando há exposição a um fator em comparação com a não exposição.

Para calcular os OR das variáveis quantitativas, estas variáveis foram transformadas em variáveis qualitativas de dois modos. O limiar de distribuição da variável quantitativa foi determinado através de curvas ROC (Receiver Operating Curves). Após verificação de que a área sob a curva era significativamente superior a 0,50, o limiar foi escolhido com base no valor da variável que oferecia a melhor sensibilidade e especificidade, de acordo com o ponto de Youden.

Os resultados OR serão transcritos utilizando o seguinte formato OR= *Valor* (valor mínimo IC95%; valor máximo IC95%), *p=valor*.

5.2.1.2. Estudo multivariado

A análise multivariada foi efectuada apenas quando o número de indivíduos por grupo ultrapassou os 30, utilizando a regressão logística numa abordagem stepwise top-down. As variáveis dependentes estudadas incluíram a mortalidade global, o aparecimento de MACCE, o comprometimento da FEVE pós-operatória e o comprometimento da função renal. As variáveis explicativas selecionadas incluíram factores de prognóstico identificados na literatura pré-existente, bem como os retidos pela nossa análise univariada, com um nível de significância de $p<0,25$. A adequação do modelo foi validada através do teste de Hosmer Lemeshow, com um nível de significância de 0,05. O poder preditivo do modelo foi avaliado através do R-quadrado de Nagelkerke e da estatística C. O risco alfa foi fixado em 5%. Os doentes com dados em falta foram excluídos da análise. Para as variáveis quantitativas analisadas, foi efectuada uma regressão linear multivariada para avaliar a relação entre esta variável e as variáveis explicativas. A verificação da multicolinearidade dos dados foi efectuada através da técnica de Belsley-Kuh-Welsch. A heterocedasticidade e a normalidade dos resíduos foram avaliadas através do teste de Breusch-Pagan e do teste de Shapiro-Wilk, respetivamente. Um valor de $p < 0,05$ foi considerado estatisticamente significativo. Os dados em falta para algumas variáveis explicativas foram imputados pela média para as variáveis numéricas e pela modalidade mais frequente para as variáveis discretas. Os pacientes com mais de cinco por cento de dados faltantes foram excluídos da análise. Foi aplicada a correção de Newey West para heteroscedasticidade. A análise multivariada foi efectuada com o programa EasyMedStat (versão 3.27; www.easymedstat.com).

5.2.1.3. Análises de sobrevivência

Os dados de sobrevivência foram estudados através do estabelecimento de curvas de sobrevivência utilizando o método de Kaplan Meier. A pesquisa de factores de prognóstico para a sobrevivência foi efectuada em análise univariada (fator a fator), comparando as curvas de sobrevivência através do teste "Log Rank". Também expressámos o seu Hazard Ratio (HR) e 95% CI. O risco alfa foi fixado em 5,0%. Foi efectuada uma regressão multivariada de Cox para avaliar as relações entre as variáveis explicativas. Os dados foram verificados quanto à multicolinearidade utilizando a técnica de Belsley-Kuh-Welsch e os riscos proporcionais foram verificados utilizando os resíduos de Schoenfeld. O risco alfa foi fixado em 5%. A análise estatística foi efectuada com o EasyMedStat (versão 3.27; www.easymedstat.com).

6. Pesquisa bibliográfica

A pesquisa bibliográfica foi efectuada nas plataformas "Pubmed", "Google Scholar", "Research Gate", "Wiley Online Library" e "Science Diret".
Utilizando as palavras-chave pré-definidas na tese: cirurgia cardíaca, disfunção ventricular esquerda, cirurgia de revascularização do miocárdio, prognóstico. Associámos ainda os diferentes scores, complicações e tipos de cirurgia na pesquisa.
Em seguida, selecionámos os artigos mais relevantes e recentes para referência.
®O Endnote 21 para macOS foi utilizado para gerir as referências bibliográficas num estilo Vancouver adaptado às recomendações da Faculdade de Medicina de Tunes.

7. Conflitos de interesses

É também de referir que não houve considerações éticas ou conflitos de interesse durante a preparação deste trabalho.

Resultados

1. Recrutamento de doentes

Na década entre janeiro de 2012 e dezembro de 2021, 819 doentes foram submetidos a cirurgia de revascularização miocárdica isolada. Os registos médicos pré-operatórios de todos estes doentes foram revistos, revelando 77 doentes com uma FEVE inferior a 40%. Destes, 76 foram inicialmente programados para cirurgia de CEC, enquanto um paciente, inicialmente programado para cirurgia de BC, foi submetido a uma conversão intra-operatória para CEC. Quatro registos médicos estavam em falta ou incompletos, o que levou à exclusão destes doentes do estudo.

O processo de recrutamento de ficheiros para o nosso estudo está resumido na Figura 1.

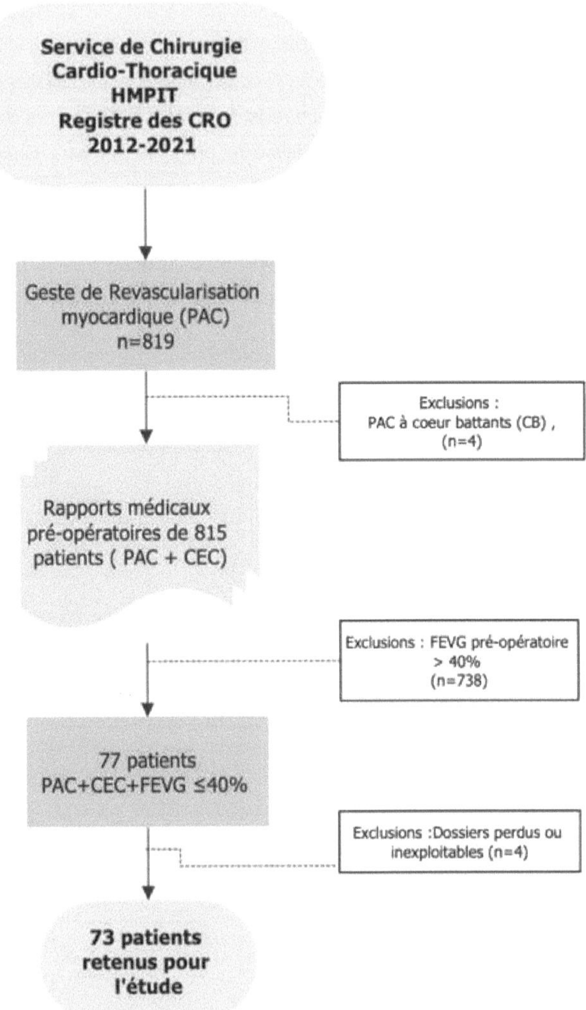

Figura 1F luxograma que descreve as fases de seleção dos doentes

2. Estudo descritivo

2.1. Caraterísticas epidemiológicas

2.1.1. Frequência

Das 815 operações de bypass coronário realizadas entre janeiro de 2012 e dezembro de 2021 no serviço de cirurgia cardiotorácica do HMPIT, 77 doentes apresentavam disfunção ventricular esquerda, representando 10% da atividade anual. A distribuição anual é apresentada na Figura 2.

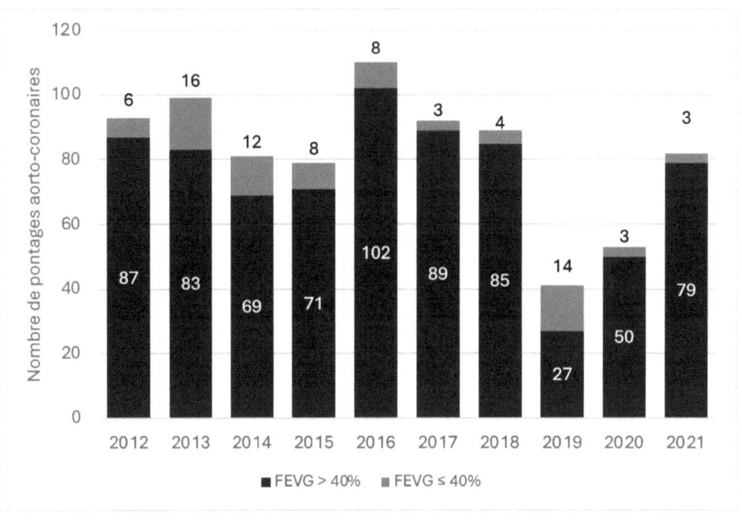

Figura 2 Distribuição anual dos doentes submetidos a cirurgia de bypass coronário entre 2012 e 2021

2.1.2. Tipo

Neste estudo, foram incluídos 64 homens (88%) e nove mulheres (12%).

2.1.3. Idade

±A idade média dos doentes era de 60,5 7,5 anos, com extremos que variavam entre os 35 e os 80 anos. A Tabela 2 compara as idades médias dos dois sexos.

Tabela 2 Idade média dos doentes por género

Idade		**Média**	**Desvio padrão**	**Mínimo**	**Máximo**	**p**
Género	Homens	60,9	6,9	40	80	0.049
	Mulheres	57,1	10,9	35	78	
Total		60,5	7,5	35	80	

A Figura 3 resume a distribuição por idade e género dos doentes no nosso estudo.

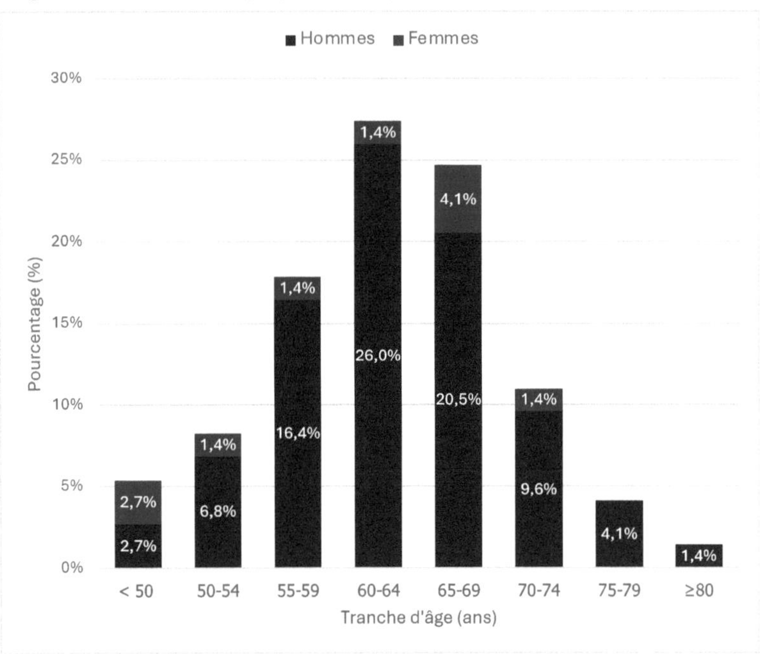

Figura 3 Repartição dos doentes por idade e género

2.2. Factores de risco cardiovascular

Os factores de risco cardiovascular foram analisados nos doentes, como mostra a Tabela 3 abaixo:

Quadro 3: Repartição dos factores de risco cardiovascular por sexo

Factores de risco	Número de doentes (%)	Homens (%)	Mulheres (%)	p
Fumar	50 (68)	49 (98)	1 (2)	$<10^{-3}$
Hipertensão	34 (46)	29 (85)	5 (15)	0,725
Diabetes tipo 2	40 (55)	32 (80)	8 (20)	0,035
Dislipidemia	26 (36)	22 (85)	4 (15)	0,404
Doença arterial coronária familiar	1 (1)	1 (1)	0	-
Obesidade	10 (14)	7 (70)	3 (30)	0,101

O IMC foi calculado retrospetivamente para 68 dos 73 pacientes do estudo, ou seja, 93% da amostra. [22]A mediana do IMC foi de 26 kg/m com extremos de 14 e 36 kg/m . A Figura 4 mostra a distribuição dos doentes por índice de massa corporal.

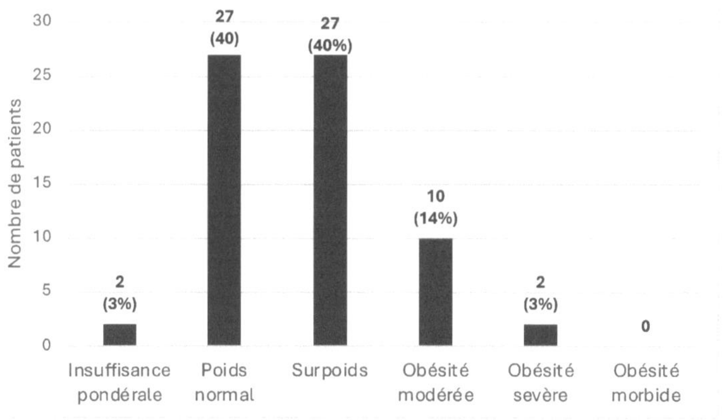

Figura 4 Distribuição dos doentes de acordo com o índice de massa corporal.

Todos os doentes do estudo tinham pelo menos um fator de risco cardiovascular, sendo que 38 doentes (52% da amostra) tinham três ou mais. A Figura 5 mostra a distribuição dos doentes de acordo com o número de factores de risco cardiovascular associados.

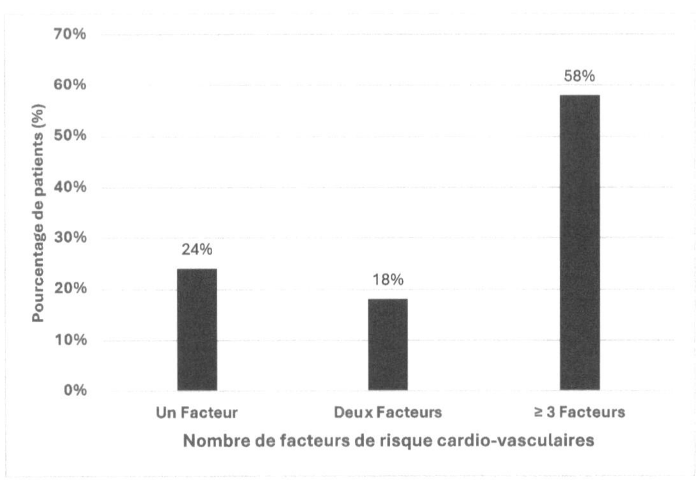

Figura 5 Distribuição dos doentes por número de factores de risco cardiovascular

2.3. História de doença arterial coronária

2.3.1. Síndromes coronárias anteriores

Dos 73 doentes estudados, 25 (34%) tinham tido eventos coronários prévios. A distribuição foi a seguinte:

- ✓ Três síndromes coronárias crónicas: uma isquémia silenciosa e duas anginas estáveis.
- ✓ Doze STEMIs, cinco dos quais semi-recentes.
- ✓ Dez NSTEMIs com alto risco de mortalidade.

2.3.2. História da angioplastia transluminal

Quinze doentes (21%) tinham antecedentes de angioplastia coronária transluminal (ATC), com uma média de 1,4 stents por doente. A Figura 6 resume a localização dos stents.

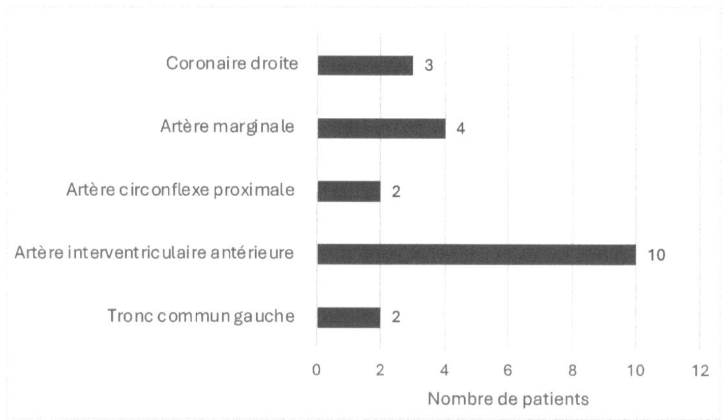

Figura 6 Histórico de angioplastias

2.4. Outros locais ateromatosos

2.4.1. Doença arterial obliterativa crónica dos membros inferiores

Dos 10 doentes (14%) com ACOMI, 80% eram diabéticos. Dois tinham sido submetidos a revascularização cirúrgica (bypass iliofemoral e femoropopliteu). Um doente não revascularizado foi submetido a amputação da perna devido a gangrena seca.

2.4.2. Ateroma da carótida n

A doença carotídea ateromatosa foi identificada em 15 doentes (21%):

- ✓ Quatro apresentavam lesões hemodinamicamente insignificantes na ecografia Doppler das artérias carótidas internas.
- ✓ Onze apresentavam estenose da carótida interna, necessitando de angioscan adicional. A estenose foi confirmada em dois deles. Nenhum foi submetido a endarterectomia carotídea combinada com revascularização do miocárdio.

2.4.3. Doença polivascular

Três doentes apresentavam um envolvimento polivascular, combinando uma lesão da artéria carótida interna e uma ACOMI.

2.5. Historial de acidentes vasculares cerebrais

Cinco doentes (7%) tinham antecedentes de AVC, incluindo quatro AVC isquémicos graves e um ataque isquémico transitório (AIT). As causas prováveis destes acidentes vasculares cerebrais foram :

- Estenose carotídea significativa (n=1)
- Fibrilhação auricular (FA) permanente (n=2)
- Um trombo apical intra-VG (n=1)
- Acidente vascular cerebral criptogénico (n=1).

2.6. História respiratória

Onze doentes (15%) estavam a ser seguidos por DPOC que estava bem controlada com o tratamento.

Um doente apresentava sinais de pleuropneumonia crónica sugestivos de tuberculose pulmonar, mas um teste negativo para os bacilos de Koch.

Dois doentes tinham sido infectados com COVID-19 sem sequelas e foram submetidos a cirurgia seis meses após a infeção pelo vírus.

2.7. Estudo clínico

2.7.1. Circunstâncias da descoberta

A figura 7 ilustra as circunstâncias em que a doença coronária é descoberta.

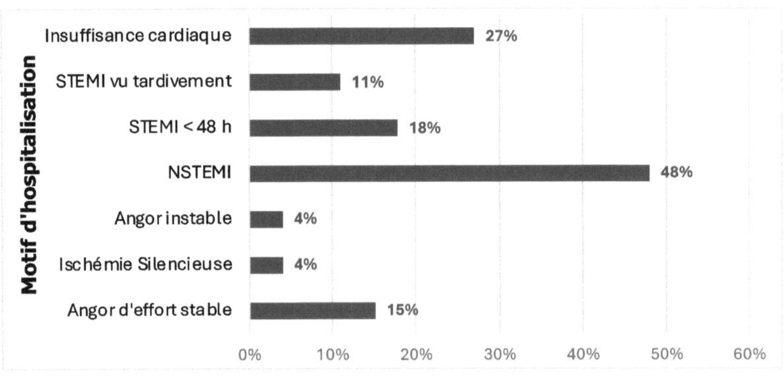

NSTEMI: Síndrome coronária aguda **sem** elevação **do segmento ST**

STEMI: síndrome coronária aguda com elevação do segmento ST persistente

Figura 7 Repartição dos doentes por circunstâncias da descoberta

Seis doentes (2 NSTEMI e 4 STEMI) beneficiaram de uma estratégia híbrida envolvendo angioplastia percutânea da artéria culpada, antes de serem encaminhados para cirurgia cardíaca para revascularização miocárdica adicional por bypass coronário.

Vinte doentes (27%) apresentavam sinais de enfarte agudo do miocárdio. Destes, um doente apresentava enfarte isquémico dinâmico, 15 doentes foram internados por NSTEMI (43%), três doentes por STEMI semi-recente e um doente por ataque agudo de ICC revelando disfunção ventricular esquerda por isquémia silenciosa.

2.7.2. Sinais funcionais

No mês anterior à cirurgia de revascularização miocárdica, 53 doentes (72%) eram paucissintomáticos e 20 doentes (28%) eram sintomáticos, como se pode ver na figura 8. Nenhum doente apresentou síncope ou lipotimia.

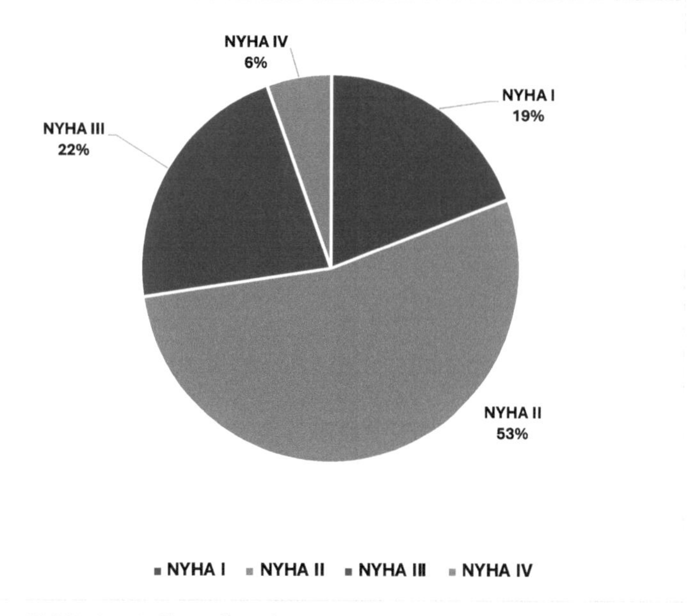

NYHA: Associação Cardíaca de Nova Iorque

Figura 8 Distribuição dos pacientes de acordo com o grau de dispneia

2.7.3. Exame físico

Cinquenta e um pacientes (70%) apresentavam exame clínico normal no momento da cirurgia. Quinze pacientes apresentavam sinais de insuficiência ventricular esquerda (IVE).

2.7.4. Eletrocardiograma

A Figura 9 mostra os dados do eletrocardiograma (ECG), sendo observado ritmo sinusal em 69 casos (94%).

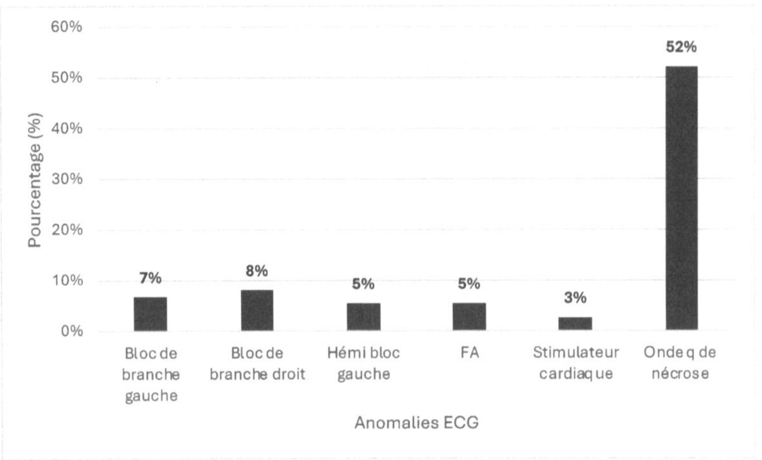

FA: Fibrilhação **auricular**

Figura 9 Distribuição dos diferentes tipos de anomalias electrocardiográficas

Um doente apresentava um bloqueio bifascicular (bloqueio completo do ramo direito com um hemibloqueio anterior esquerdo).

Dois pacientes receberam marcapasso dupla-câmara: o primeiro para tratamento de bloqueio atrioventricular total permanente e o segundo para bloqueio sino-atrial de segundo grau sintomático de síncope. Dezoito pacientes apresentaram seqüelas necróticas anteriores e 19 pacientes apresentaram seqüelas necróticas inferiores.

2.7.5. Exame biológico pré-operatório

2.7.5.1. Contagem sanguínea

Dezasseis por cento dos doentes, doze no total, apresentavam anemia crónica no pré-operatório. A Tabela 4 resume os valores-chave dos testes hematológicos pré-operatórios para a população estudada.

Tabela 4: Parâmetros biológicos pré-operatórios

Parâmetros	Média ± DP Mediana (min-max)
Hemoglobina (g/dl)	13 ± 1.8 (7,4 - 15,7)
Hematócrito (%)	39,3 ± 4,9 (27,2 - 49)
^{33}Contagem de plaquetas (10 /mm)	218 (103 - 544)
^{3}Glóbulos brancos (elemento/mm)	9070 (4700 - 16850)

2.7.5.2. Hemoglobina glicada pré-operatória

Entre a subpopulação de doentes diabéticos, o nível médio de HbA1c foi de 8,9±2,2%, com valores extremos que variaram entre 5,4% e 13,4%. Noventa e cinco por cento destes doentes tinham diabetes mal controlada na altura da cirurgia.

2.7.5.3. Estudo da função renal

A depuração média da creatinina foi de 82,8 ± 31,6 ml/min. Trinta e cinco doentes (47%) tinham doença renal crónica e dezassete doentes (23%) tinham DRC, três dos quais estavam em hemodiálise.

Dos doentes diabéticos, 67% tinham pelo menos uma doença renal crónica com redução da diurese à data da cirurgia, como se pode ver na Figura 10.

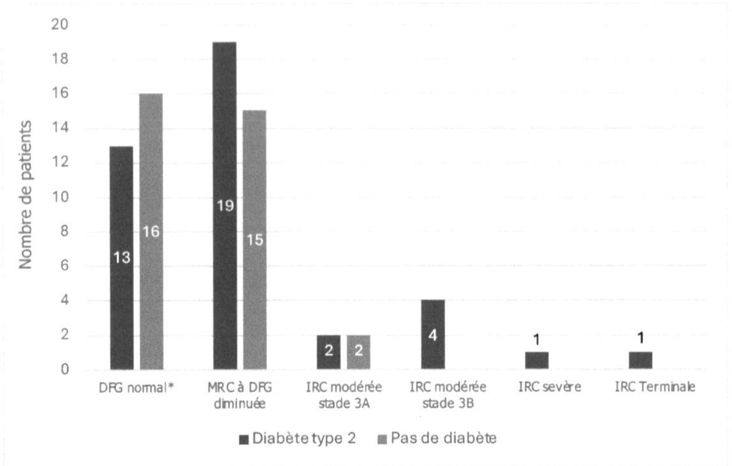

GFR: taxa de filtração glomerular, **CKD:** doença renal crónica, **CKD:** insuficiência renal crónica; * A função renal foi considerada normal na ausência de argumentos retrospectivos a favor de CKD com GFR preservada.

Figura 10 Distribuição dos doentes de acordo com a depuração da creatinina e a diabetes

2.7.5.4. Avaliação inflamatória

O perfil inflamatório dos pacientes desta coorte foi estudado. Dos 67 pacientes para os quais os resultados biológicos estavam disponíveis, 49 (73%) tinham proteína C reativa (PCR) negativa no momento da CRM. Dos 18 pacientes com PCR positiva, cinco tinham um nível maior que 50 mg/L.

2.7.6. Ecocardiografia transtorácica

2.7.6.1. Função ventricular esquerda global

A FEVE média foi de 37±3%, com extremos entre 25% e 40%. Dos nossos doentes, 36% apresentavam uma FEVE ≤ 35% (Figura 11).

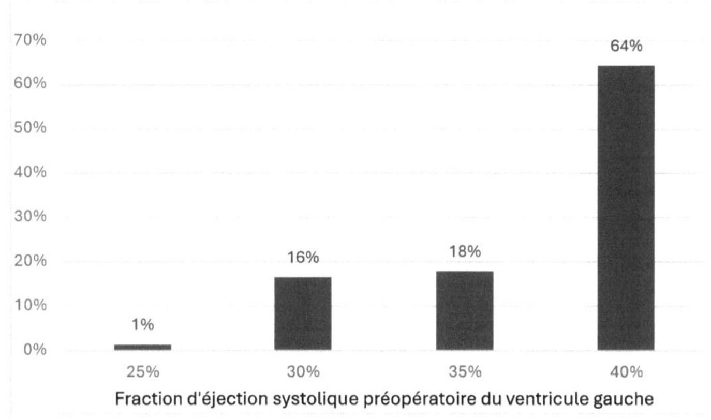

Figura 11 Distribuição dos pacientes de acordo com a FEVE pré-operatória

2.7.6.2. Perturbações da cinética segmentar

A Figura 12 mostra a distribuição das alterações cinéticas segmentares no ETT.

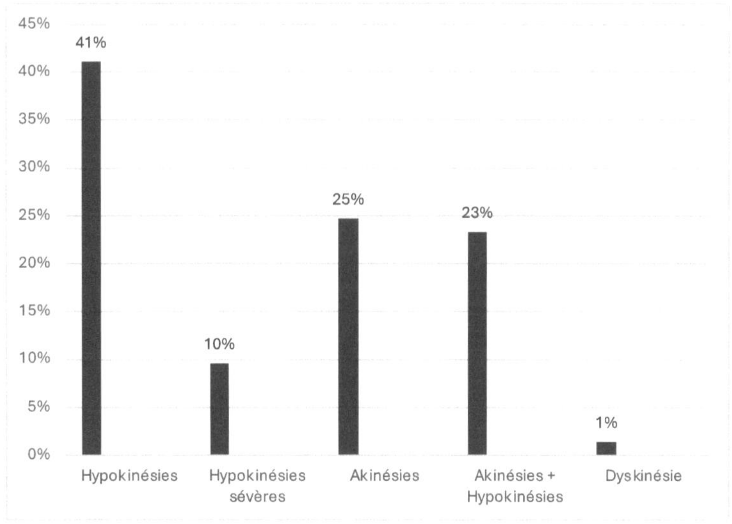

Figura 12 Perturbações da cinética segmentar

2.7.6.3. Outros parâmetros ecocardiográficos pré-operatórios

Parâmetros	n (%)	Média ± DP (min-max)
PAPS pré-operatória (mmHg)		37 ± 9 (24-65)
[2]Área de superfície da aurícula esquerda (cm)		23 ± 5 (14-40)
Insuficiência mitral isquémica	2 (3)	
Aumento do PAG	12 (17)	
Trombo intra-VG	5 (7)	
Disfunção VD	1 (1)	

VE: ventrículo esquerdo, VD: ventrículo direito, PSVD: pressão de enchimento do ventrículo direito

2.7.7. angiografia coronária

2.7.7.1. Estado da lesão

A Figura 13 resume a distribuição dos doentes de acordo com o estado da lesão, com uma distinção adicional baseada no envolvimento do MCT.

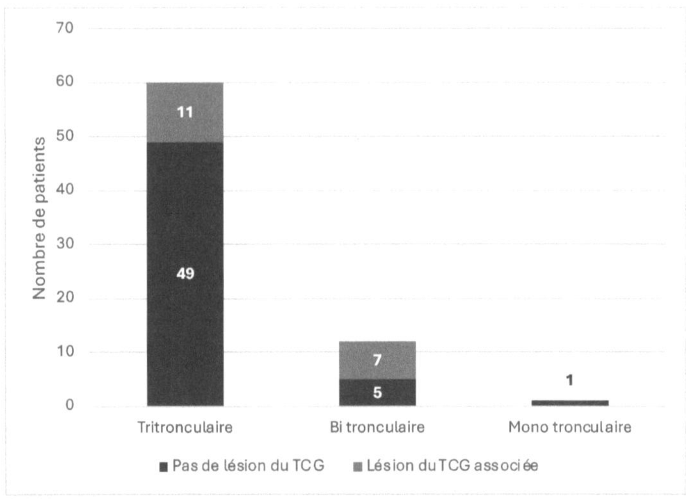

Figura 13 Distribuição dos doentes de acordo com o estado da lesão e o envolvimento do tronco comum esquerdo

2.7.7.2. Localização das lesões coronárias

a. Lesão da artéria interventricular anterior

A VIA estava envolvida em 71 doentes, ou seja, 97% dos casos. Nos restantes 2 doentes, a indicação cirúrgica foi um status bi-truncular na presença de envolvimento distal do TCG, sem extensão ateromatosa à VIA. A distribuição das lesões de acordo com a segmentação da VIA está ilustrada na figura 14.

Dos 71 doentes, 37 tinham envolvimento do VIA médio (52%), 11 tinham envolvimento distal (15%) e sete (10%) tinham lesões significativas em tandem nos três segmentos.

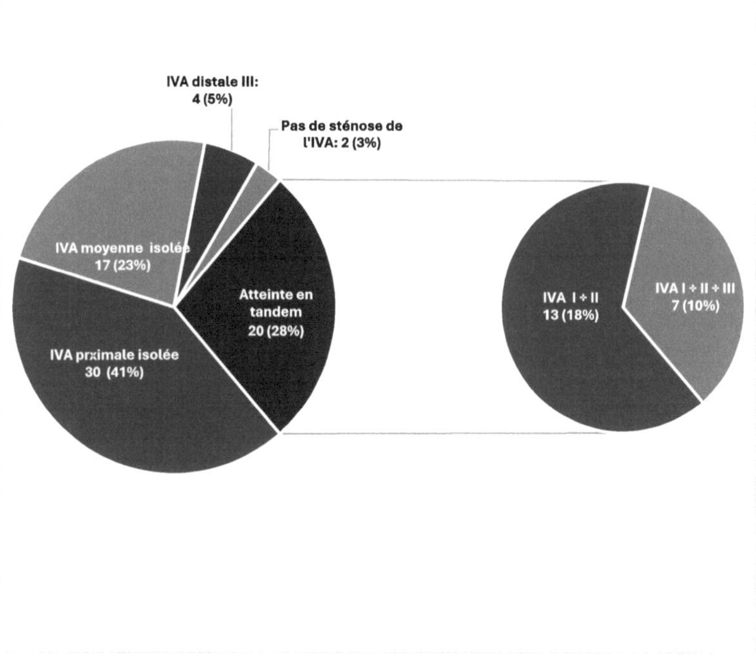

Figura 14 Distribuição das lesões ateromatosas na IVA

b. Lesão da artéria circunflexa

A artéria Cx estava envolvida em sessenta e sete pacientes, representando 92% dos casos. A localização destas lesões está resumida na Tabela 5.

Tabela 5: Caraterísticas angiográficas da artéria circunflexa

Caraterísticas da lesão	n (%)
Lesões da artéria circunflexa proximal - Primeira marginal	50 (75)
Lesões da artéria circunflexa distal	10 (15)
Lesões marginais múltiplas	7 (10)
Calcificações maciças	2 (3)
Rede coronária demasiado pequena	10 (15)

No intra-operatório, o bypass das artérias marginais foi rejeitado em 12 doentes (18%), decisão motivada quer pela calcificação maciça observada em dois doentes, quer pelo calibre muito reduzido da artéria nos outros dez.

c. Lesão da artéria coronária direita

Sessenta e um pacientes (83,5%) apresentavam lesão na artéria coronária direita. A distribuição das lesões de acordo com a segmentação da artéria CD é mostrada na Figura 15.

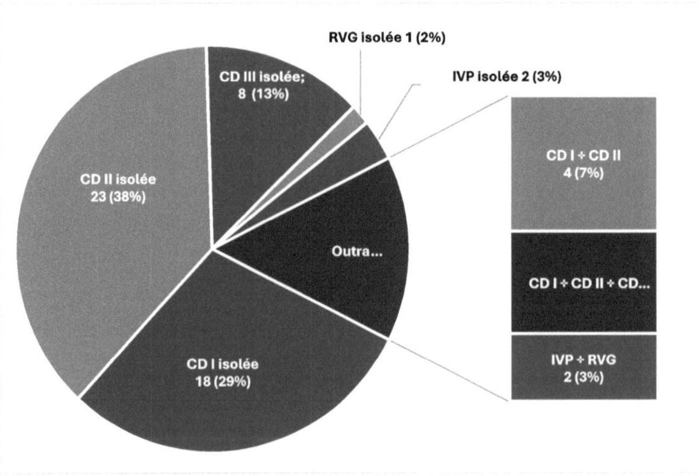

Figura 15 Distribuição das lesões de acordo com a segmentação da artéria coronária direita

2.7.7.3. Reestenose de stents

Dos quinze doentes com antecedentes de angioplastia percutânea, cinco desenvolveram reestenose intra-stent, incluindo duas reestenoses oclusivas da artéria IVA. Estas reestenoses ocorreram em stents implantados de urgência após uma síndrome coronária aguda em doentes com diabetes tipo 2.

2.7.7.4. Oclusões totais crónicas

Vinte e cinco pacientes (34%) apresentavam oclusão total crônica (CTO) de pelo menos uma artéria coronária. Nove deles apresentavam dupla CTO e um paciente apresentava oclusões totais crônicas dos três eixos coronarianos, conforme demonstrado na Figura 16.

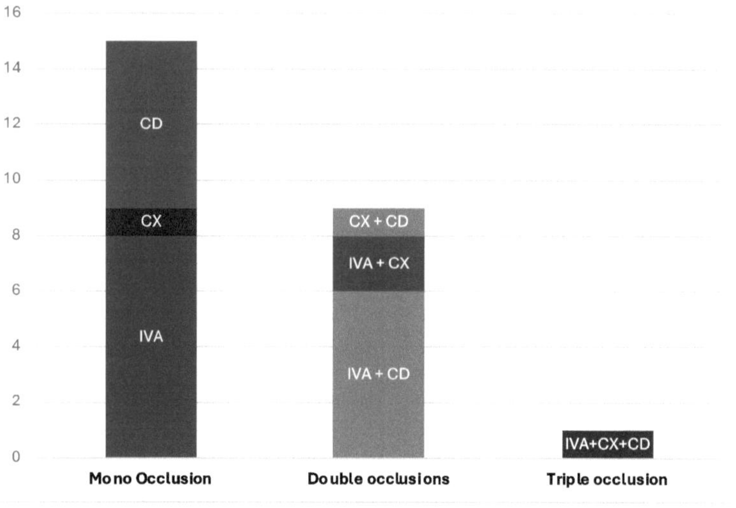

Figura 16D istribuição das oclusões coronárias crónicas

2.7.7.5. Calcificações coronárias

Catorze pacientes (19%) apresentavam lesões calcificadas. Destes, sete pacientes (10%) apresentavam calcificações acometendo um único eixo coronariano, três pacientes (4%) apresentavam calcificações acometendo dois eixos coronarianos e quatro pacientes (6%) apresentavam calcificações acometendo todos os eixos coronarianos.

Estas calcificações eram maciças, circulares e estendiam-se até à parte distal da IVA num doente, à artéria marginal em dois doentes (3%) e à artéria CD em outros dois. Nestes quatro pacientes, os achados intra-operatórios confirmaram a impossibilidade de realização de bypasses em artérias coronárias calcificadas.

2.7.8. Estudo da viabilidade do miocárdio

Foi efectuado um teste de viabilidade miocárdica não invasivo pré-operatório em nove doentes, incluindo sete com acinesia grave e dois com hipocinesia grave, no ETT de repouso.

Os tipos de testes de viabilidade solicitados são variados e estão resumidos na figura 17.

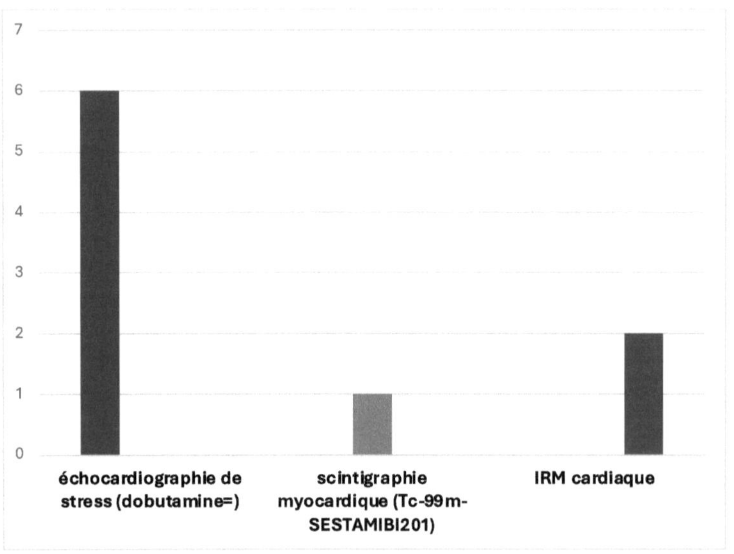

Figura 17 Tipos de testes de viabilidade solicitados

A Tabela 6 mostra as diferentes situações clínicas que levaram à necessidade do teste de viabilidade miocárdica e seu impacto no manejo cirúrgico do paciente.

Tabela 6 Impacto dos testes de viabilidade miocárdica na estratégia terapêutica

	ATCD Coronária	**Motivo da hospitalização**	**FEVE (%)**	**Cinética segmentar**	**Angiografia coronária**	**Tipo de teste de viabilidade**	**Resultados**	**Realização de bypass coronário**	**Impacto do teste de viabilidade**
1	68 anos de idade Home ns Sem histori al médic o	STEMI Inferior (Tromból ise)	30	Cinesia inferior	Lesões tritroncul ares : ss IVA calcificad o I ss Cx-Mg ss CD	Ecocardi ografia de esforço	Sem viabilid ade no fundo	Cirurgi a de bypas s coron ário AMIG- IVA Mg: A deriva ção não é viável	Indicaçã o para cirurgia de bypass coronári o em doentes tritrunc ais
2	53 anos de idade Home ns NSTE MI ATL da IVA proxim al	NSTEMI	35	Cinesia antero sseptal	Lesões tritroncul ares : RIS IVA I ss Cx Proximal CTO IVP	Ressonâ ncia magnétic a cardíaca	Ataque cardíac o : Obstru ção microv ascular inferior -septal	PAC duplo AMIG- IVA VSI- Margi nal	Não- revascul arização de uma oclusão crónica não viável da PIV
3	62 anos de idade Home ns Sem histori al	Angina estável	40	Hipoci nesia grave do punho apical Enfart e isqué	Lesões tritroncul ares : ss IVA èress 1 Mg ss em Tandem	Ecocardi ografia de esforço	Miocár dio viável Reduçã o do grau de enfarte com	AMIG- IVA VSI- Margi nal CD: A PAC não é viável	Enfarte isquémi co provave lmente reversív el após revascul arização

	ATCD Coronária	Motivo da hospitalização	FEVE (%)	Cinética segmentar	Angiografia coronária	Tipo de teste de viabilidade	Resultados	Realização de bypass coronário	Impacto do teste de viabilidade
	médico			mico restritivo	CD I + II + III		Dobutamina		
4	59 anos de idade Homens IDM inferior semi-recente	Angina estável	40	Cinesia do punho apical	Lesões tritronculares : CTO IVA I ère ss 1 Mg ss CD II	Ressonância magnética cardíaca	Viabilidade da parede anterior do ventrículo esquerdo	AMIG-IVA VSI-Mg VSI-CD	Indicação cirúrgica baseada na presença de viabilidade no território da IVA
5	68 anos de idade Homens IDM semi-recente	NSTEMI	30	Acinesia de toda a parede do septo	Lesões bi-trunculares : ss IVA muito calcificado -Dg CD II CTO	Ecocardiografia de esforço	Presença de viabilidade das paredes anterior e inferior	Circunvalação simples AMIG - IVA Dg e CD considerados não transponíveis	PAC indicado na sequência dos resultados do teste de viabilidade
6	60 anos de idade Homens Sem historial médico	NSTEMI	35	Hipocinesia da parede ântero-septal Acinesia do punho apical e dos segmentos	Lesões tritronculares : CTO da IVA II Ss Mg CD II CTO	Ecocardiografia de esforço	Sem viabilidade no fundo	AMIG-IVA AMID-Mg	Conversão de bypass triplo para dupla cirurgia de revascularização miocárdica na ausênci

	ATCD Coronária	Motivo da hospitalização	FEVE (%)	Cinética segmentar	Angiografia coronária	Tipo de teste de viabilidade	Resultados	Realização de bypass coronário	Impacto do teste de viabilidade
				basal e medial da parede inferior					a de viabilidade no território da coronária direita
7	62 anos de idade Homens Sem historial médico	NSTEMI	35	Menor discinesia Trombo intra-VG	Lesões tritronculares : ss do TCG distal ss de IVA-Dg ss Cx Proximal CTO CD I	Cintigrafia de viabilidade miocárdica com Tc-99m-SESTAMIBI 201	Presença de viabilidade no passado Ausência de viabilidade inferior e apical	AMIG - IVA AMID-Diagonal Marginal julgada nebulosa	Conversão de bypass triplo para dupla cirurgia de revascularização miocárdica na ausência de viabilidade no território da coronária direita
8	54 anos de idade Homens Sem historial médico	STEMI na parte inferior (Trombólise)	35	Cinesia anterior, anterosseptal e inferosseptal	Lesão unilateral : èress da diagonal de bifurcação IVA-1	Ecocardiografia de esforço	Presença de viabilidade basal e apical da parede ântero-septal, da parede anterior e da parede	Um baralho AMIG-IVA Diagonal considerada pequena no intra-operatório	

	ATCD Coronária	Motivo da hospitalização	FEVE (%)	Cinética segmentar	Angiografia coronária	Tipo de teste de viabilidade	Resultados	Realização de bypass coronário	Impacto do teste de viabilidade
							ínfero-septal Ausência de viabilidade limitada à parede ântero-septal (segmento médio)		
9	65 anos de idade Homens Sem historial médico	STEMI na parte inferior Angioplastia primária da artéria coronária direita	40	Acinesia dos segmentos basal e médio da parede inferior	Lesões tritronculares : ss do TCG distal ss IVA I - Dg, ss de Mg1, IVP ss	Ecocardiografia de esforço	Presença de menor viabilidade	AMIG-Diagonal, IVA VSI, Marginal, IVP	A circulação coronária da IVP foi mantida após os resultados do teste de viabilidade

AMID: artéria mamária interna direita, **AMIG:** artéria mamária interna esquerda, **ATCD:** história pregressa, **ATL:** angioplastia transluminal,

CD: artéria coronária direita, **CTO:** oclusão total crónica, **Cx:** artéria circunflexa, **Dg:** artéria diagonal, **FEVE:** fração de ejeção do ventrículo esquerdo, **IM:** insuficiência mitral, **RM:** ressonância magnética, **AVI:** artéria interventricular anterior, **PVI:** artéria interventricular posterior, **Mg:** Artéria marginal, **CABG:** Revascularização do miocárdio**, RIS:** Reestenose intrastent, **RVG:** Artéria retroventricular esquerda, **SS:** Estenose apertada, **NSTMI:** Síndrome coronária aguda sem elevação do segmento ST, **STEMI:** Síndrome coronária aguda com elevação do segmento ST, **Tc:** Tecnécio, **TCG:** Tronco coronário comum esquerdo, **LV:** Ventrículo esquerdo, **VSI:** Veia safena longa.

2.8. Tratamento médico

Todos os doentes admitidos com síndrome coronária aguda tinham recebido tratamento anti-isquémico antes da coronariografia e tinham sido submetidos a tratamento médico antes da revascularização do miocárdio. A figura 18 resume as diferentes moléculas prescritas para cada família terapêutica.

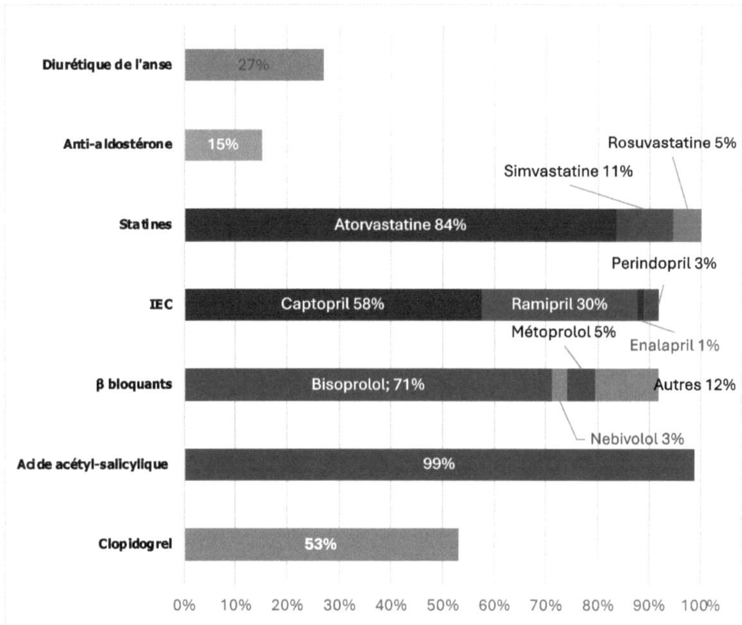

Inibidor **da ECA**: Inibidor da conversão enzimática

Figura 18 Diferentes moléculas prescritas antes da cirurgia

Um doente tinha uma alergia conhecida à aspirina.

Um doente necessitou de suporte circulatório BCPIA pré-operatório

Cinco doentes (7%) receberam um protocolo profilático de Levosimendan no pré-operatório.

2.9. Cálculo das pontuações preditivas para a mortalidade precoce

2.9.1. Euroscore II

A média para o EUROSCORE II foi de 2,81±2,17%, com valores extremos que variaram entre 1 e 11%.

A Figura 19 resume a distribuição dos doentes de acordo com o grau de risco teórico de mortalidade aos 30 dias calculado pelo Euroscore II.

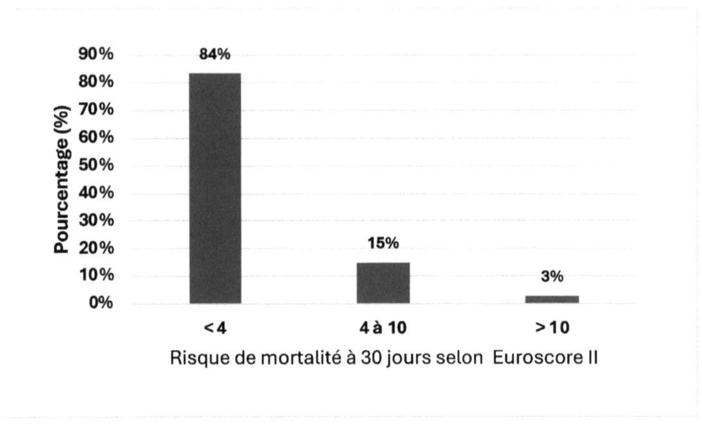

Figura 19 Repartição dos doentes por estatuto EUROSCORE II

2.9.2. Pontuação de risco STS

A Tabela 7 resume os riscos pós-operatórios avaliados pelo STS Risk-score 4.2.

Tabela 7 Previsão de diferentes riscos utilizando o STS Risk-score 4.2

Risco estimado de acordo com a pontuação STS 4.2	Média %	Desvio padrão	Mediana %	Intervalo interquartil	Mínimo %	Máximo %
Mortalidade	1,30	1,07	0,88	0,90	0,42	6,69

Mortalidade	12,67	12,89	8,13	5,42	1,64	67,62

2.10. Cirurgia de bypass coronário

Todos os nossos pacientes foram submetidos à revascularização cirúrgica do miocárdio sob CEC. A abordagem foi uma esternotomia mediana.

2.10.1. Tempo de funcionamento s

O tempo necessário para a revascularização cirúrgica do miocárdio variou consideravelmente, com uma mediana de 39 dias (de 3 a 262 dias) a partir da angiografia coronária. Apenas cinco por cento dos doentes foram submetidos a cirurgia nos 15 dias seguintes ao diagnóstico e 75% ao fim de um mês. Os seis doentes que necessitaram de BCPIA perioperatória foram tratados mais rapidamente, com uma mediana de 26 dias (p=0,047).

A distribuição dos doentes por tempo até à cirurgia é apresentada na Figura 20.

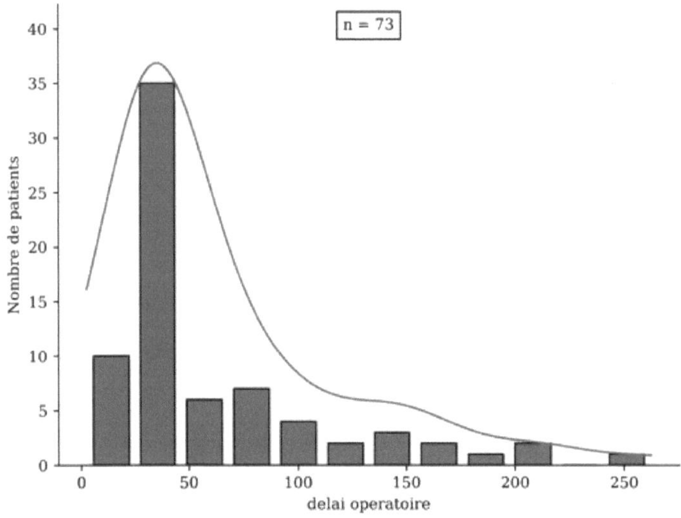

Figura 20 Repartição dos doentes por tempo de funcionamento

2.10.2. Número de enxertos e anastomoses distais

Cento e noventa e duas anastomoses distais foram realizadas, representando uma média de 2,6 ± 0,8 anastomoses distais por paciente. Destes pacientes, 53% tinham pelo menos uma anastomose arterial e 22% tinham exclusivamente enxertos coronarianos arteriais. A distribuição dos pacientes de acordo com o número de enxertos utilizados está detalhada na figura 21.

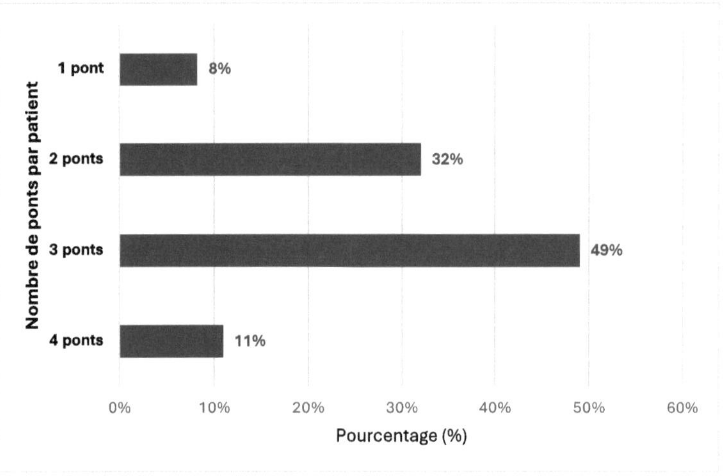

Figura 21 Distribuição dos pacientes por número de enxertos

2.10.3. Tipos de enxertos utilizados

2.10.3.1. Artéria mamária interna esquerda

- ✓ Utilizado como enxerto arterial na IVA em todos os doentes.
- ✓ Bypass sequencial na IVA e diagonal em 9 casos (12%).

2.10.3.2. Artéria mamária interna direita

- ✓ Para os 19 casos que tiveram bypass coronário exclusivamente arterial através de ambas as artérias mamárias (26%):
  - Oito eram pedunculados, passando pelo seio de Theile (42%).

- o Onze eram enxertos livres, anastomosados em Y sobre AMIG, em 11 casos (58%).

- ✓ Utilizado para revascularizar uma artéria marginal ou bissectante em 14 pacientes:
  - o Aumento em forma de Y em 9 doentes.
  - o Pediculado em 5 pacientes.
- ✓ Anastomosado sequencialmente em dois pacientes.

2.10.3.3. Veia safena longa

- ✓ Utilizado em 59 pacientes (81% dos casos):
  - o Y na AMIG para um doente.
  - o Como enxerto único em 31 doentes (42%).
  - o Como enxertos múltiplos (dois ou mais) em 28 doentes.
- ✓ Um enxerto venoso foi anastomosado sequencialmente em três pacientes.

A figura 22 ilustra a distribuição das artérias coronárias revascularizadas por um enxerto venoso.

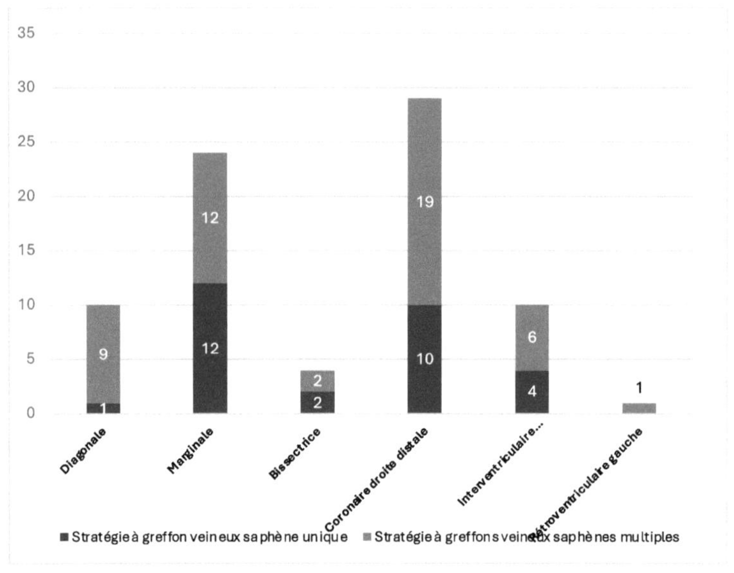

Figura 22 Distribuição das artérias coronárias revascularizadas com enxerto de veia

A Figura 23 resume as diferentes combinações de enxertos utilizadas.

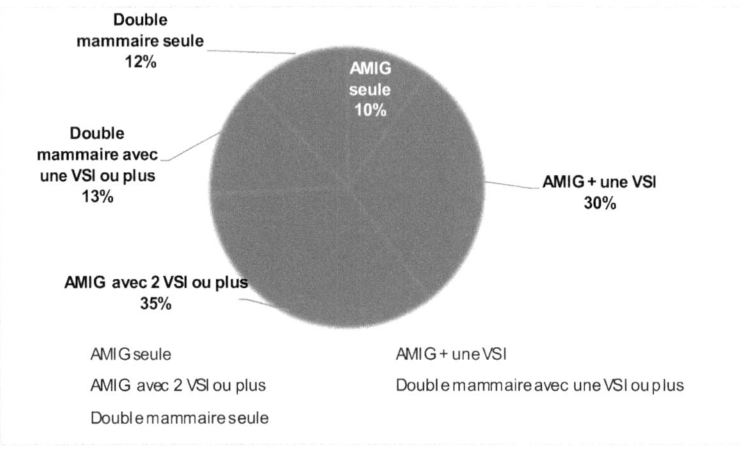

AMIG: Artéria mamária interna esquerda, **VSI:** Veia safena longa

Figura 23 Diferentes combinações de enxertos utilizadas

2.10.4. Revascularização completa

A revascularização completa foi conseguida em 39 doentes (53%) (Figura 24).

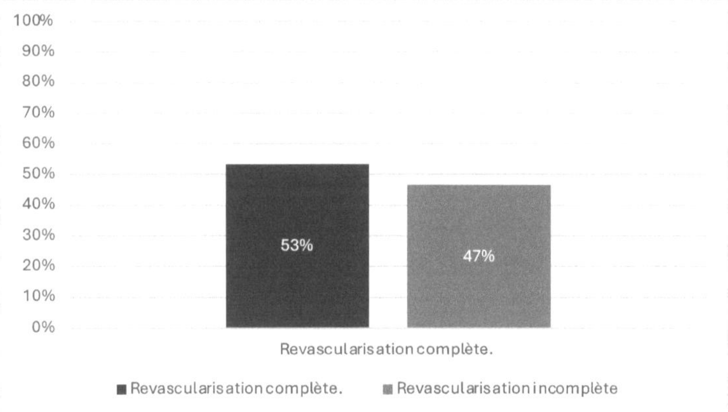

Figura 24 Índice de revascularização do miocárdio

2.10.5. Estudo da circulação extracorporal

Parâmetro	Média ± DP (minutos)	Mediana (%)	Mínimo (%)	Máximo (%)
Duração do CEC	124±46	119	37	350
Duração do pinçamento aórtico	80±27	77	27	160
Assistência circulatória	34±3	7	284	

CEC: Circulação Extracorporal

Em 29 pacientes (41%), o desmame da cirurgia de bypass foi difícil, exigindo a administração de altas doses de catecolaminas por mais de 24 horas.

A BCPIA foi iniciada no pós-operatório em 15 pacientes (20%), enquanto em quatro pacientes (5%) foi inserida no intra-operatório e mantida após o desmame da CEC.

2.11. Morbi Mortalidade pós-operatória precoce

Os doentes foram imediatamente seguidos na unidade de cuidados intensivos pós-operatórios da unidade de cuidados intensivos cardiovasculares, seguindo-se a transferência para o serviço de cardiologia do HMPIT, ou o regresso a casa para os doentes com seguimento pós-operatório sem complicações.

2.11.1. Tempo de permanência nos cuidados intensivos

A duração do internamento pós-operatório na unidade de cuidados intensivos cardiovasculares está resumida na Figura 25.

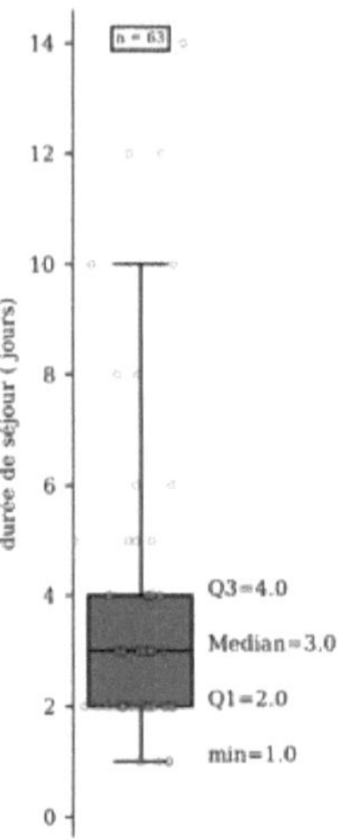

Figura 25 Duração do internamento pós-operatório na unidade de cuidados intensivos cardiovasculares

2.11.2. Duração da ventilação mecânica

A duração da ventilação mecânica foi registada em 68 casos (93%), com uma duração mediana de 6±3 horas (2 a 240 horas). A duração da ventilação mecânica foi inferior a

12 horas em 72% dos doentes, inferior a 24 horas em 87% e superior a 48 horas em 11% dos casos (Figura 26).

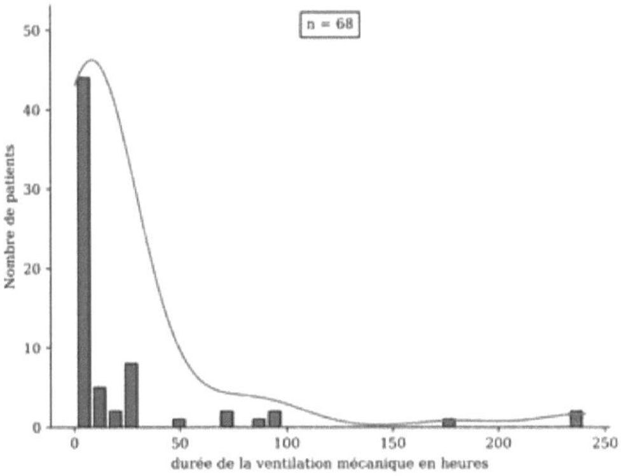

Figura 26 Duração da ventilação mecânica

2.11.3. Hemoglobina pós-operatória precoce e transfusões

O nível médio de hemoglobina no pós-operatório foi de 9,5±1,4 g/dl, com extremos de 5,7 e 13,4 g/dl (Figura 27).

A média de desglobulação pós-operatória foi de 3,6±1,6 g/dl, com extremos que variaram de 0,4 a 7,5 g/dl. Relativamente às transfusões, a mediana foi de 2 concentrados de glóbulos vermelhos (CH) por doente, com um intervalo interquartil de 2 CH. Os valores extremos variaram de 0 a 6 hemácias.

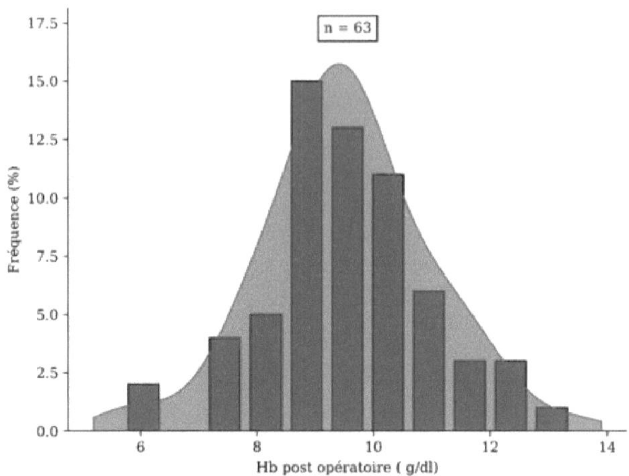

Hb: hemoglobina

Figura 27 Distribuição dos níveis de hemoglobina no pós-operatório

2.11.4. Eventos cardiovasculares graves eventos pós-operatórios precoces

2.11.4.1. Mortalidade pós-operatória precoce

Um doente morreu no intra-operatório e 15 doentes (21%) no primeiro mês de pós-operatório, elevando a taxa de mortalidade precoce para 22%.
A causa de morte intra-operatória foi uma hemorragia intra-operatória intratável.

2.11.4.2. Síndromes coronárias agudas no pós-operatório imediato

Doze pacientes (17%) tiveram eventos coronarianos no pós-operatório precoce, incluindo dez IAMSST e dois IAMCSST. Dois doentes faleceram na sequência de NSTEMI complicado por choque cardiogénico.
A coronariografia pós-operatória foi efectuada em três doentes, revelando duas tromboses da VSI e uma estenose anastomótica muito apertada da AMIG na IVA .

2.11.4.3. Acidente vascular cerebral pós-operatório precoce

Apenas um doente faleceu devido a um acidente vascular cerebral maciço, que ocorreu no segundo dia de pós-operatório e foi confirmado por uma TAC cerebral.

2.11.4.4. Síndrome de baixo débito cardíaco pós-operatório

Dos 72 pacientes sobreviventes, 44 (55%) apresentaram sinais de congestão pulmonar. Vinte e sete pacientes (37,5%) desenvolveram SBDC, 14 dos quais necessitaram de BCPIA.

Dois doentes necessitaram de doses elevadas de catecolaminas durante mais de 48 horas e foram tratados com Levosimendan. Dos 27 doentes que desenvolveram SBDC, 13 morreram.

2.11.4.1. Insuficiência ventricular direita

Oito doentes (11%) desenvolveram uma deterioração da função sistólica longitudinal do ventrículo direito no pós-operatório.

2.11.5. Eventos não cardiovasculares graves no pós-operatório imediato

A Tabela 8 resume as principais complicações pós-operatórias precoces não cardiovasculares.

Tabela 8: Complicações pós-operatórias

Complicações	n (%)
hemorragia intratorácica	1(1)
derrames pericárdicos de pequena a média dimensão	13(18)
Tamponamento pericárdico	2(3)
Embolia pulmonar (EP)	1 (1)
Fibrilhação auricular	3 (4)
Taquicardia ventricular	1 (1)
Bloqueio atrioventricular completo (pacemaker)	2 (3)
Complicações infecciosas	25 (28)

insuficiência renal aguda	14(19)
Complicações iatrogénicas	2 (3)

Vinte e cinco pacientes (28%) desenvolveram uma síndrome infecciosa pós-operatória, com os principais locais de infeção resumidos na Figura 28. Seis dos 25 doentes infectados morreram no hospital.

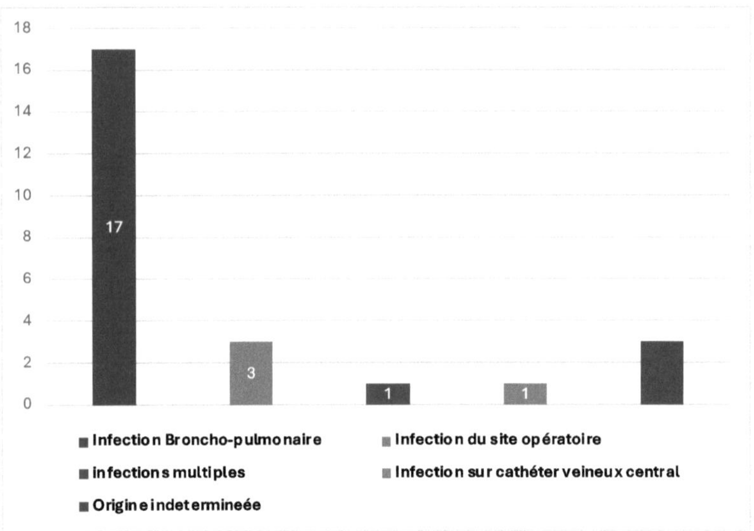

Figura 28 Localização das infecções pós-operatórias precoces

Dois doentes sofreram uma complicação iatrogénica grave, com risco de vida:

- ✓ Isquémia aguda do membro inferior esquerdo na sequência de uma dissecção iatrogénica durante a colocação de um BCPIA que exigiu uma cirurgia de emergência de bypass aorto-femoral direito e esquerdo, seguida de amputação do meio da coxa esquerda.
- ✓ Um caso de rabdomiólise com estatinas

2.11.6. Revisão cirúrgica precoce

Oito doentes (10%) necessitaram de repetir a cirurgia numa fase inicial:

- ✓ Duas hemorragias intratorácicas no 1º dia de pós-operatório,
- ✓ Uma desunião esternal não infecciosa operada aos 9 dias de pós-operatório,
- ✓ Cinco casos de mediastinite precoce nos dias 2, 4, 14, 17 e 19,

2.11.7. Evolução da FEVE no pós-operatório imediato

A FEVE pós-operatória foi encontrada em 65 casos (89% dos casos), quer durante o internamento na unidade de cuidados intensivos pós-operatórios, quer após a transferência para o serviço de cardiologia.

A FEVE média pós-operatória foi de 39,7 ± 7,6%, com valor mínimo de 20% e máximo de 54%.

A evolução da FEVE no pós-operatório precoce foi distribuída da seguinte forma:

Melhoria da FEVE : 24 pacientes (37%)

FEVE estável : 22 pacientes (34%)

FEVE diminuída : 19 pacientes (29%)

A Figura 29 ilustra a evolução da FEVE no pré e pós-operatório.

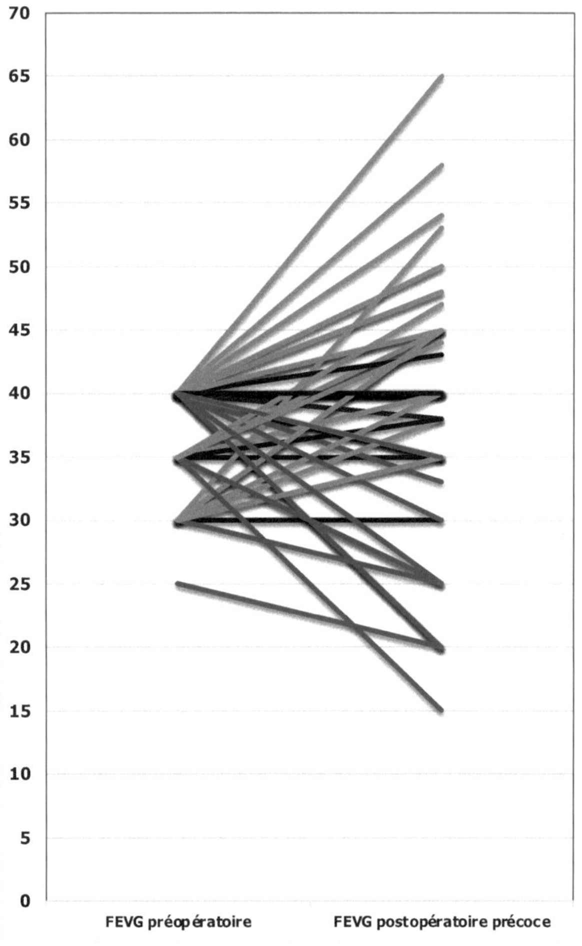

Figura 29 Evolução da FEVE no pós-operatório imediato

2.12. Acompanhamento dos doentes

Após um mês, sete doentes perderam o seguimento, e o seguimento a longo prazo envolveu 50 doentes. A mediana do seguimento foi de 95 meses, com extremos que variaram de um mês a 134 meses.

2.12.1. Alterações na dispneia durante o acompanhamento

A Figura 30 ilustra a evolução da classificação pós-operatória da NYHA em função do estágio pré-operatório da NYHA nesses mesmos pacientes.

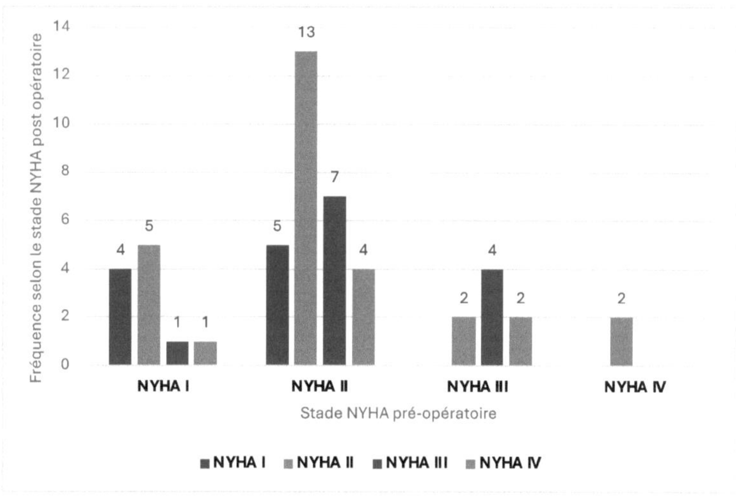

NYHA: Associação Cardíaca de Nova Iorque

Figura 30A lterações na dispneia pós-operatória

2.12.2. Alterações na FEVE durante o acompanhamento

As alterações da FEVE durante o acompanhamento foram as seguintes:

Melhoria da FEVE : 24 pacientes (48%)

FEVE estável : 16 pacientes (32%)

FEVE diminuída : 10 pacientes (20%)

A Figura 31 mostra as alterações da FEVE durante as diferentes fases do estudo.

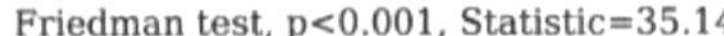

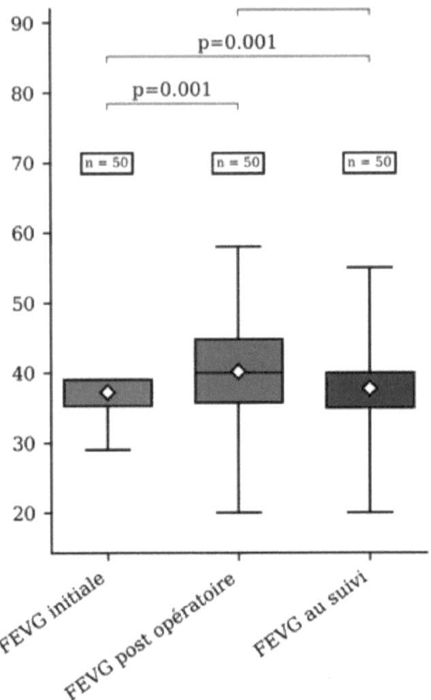

FEVE: fração de ejeção do ventrículo esquerdo

Figura 31 Alterações na FEVE durante o acompanhamento

2.13. Eventos cardiovasculares graves no pós-operatório tardio

2.13.1. Mortalidade pós-operatória tardia:

A taxa de mortalidade para além de um mês após o CAP foi de 40% (20 doentes), com um seguimento médio de oito anos.

2.13.2. Síndromes coronárias agudas durante o acompanhamento :

Na população estudada, nove pacientes desenvolveram SCA durante o acompanhamento pós-operatório. A Tabela 9 resume os eventos coronários, o seu atraso e as medidas a tomar.

Tabela 9Sí ndromes coronárias agudas em ambulatório

	Gesto operativo	**Síndrome coronária**	**Angiografia** coronária	**Condução**
1	PAC triplo AMIG/IVA AMIDA/Mg VSI/IVP	Angina instável após 20 meses	Oclusão do bypass AMID/Mg	Angioplastia marginal
2	PAC duplo AMIG/IVA VSI/CD	Angina instável após 41 meses	Pontes permeáveis Estenose distal apertada de um pequeno Mg.	Tratamento médico
3	PAC triplo AMIG/IVA AMID em Y sobre AMIG/Mg VSI/CD	Angina instável após 81 meses	Ponte venosa degenerada	Angioplastia da artéria coronária direita
4	PAC triplo AMIG/Dg-IVA VSI/Mg	Angina instável após 22 meses	Pontes permeáveis Reestenose intrastent de Mg	Angioplastia marginal
5	PAC duplo AMIG/IVA	Angina instável após 75 meses	Ponte venosa degenerada Estenose apertada da marginal sem ponte Estenose apertada da CD distal	Angioplastia das artérias marginais e coronárias direitas
6	PAC duplo AMIG/IVA VSI/Mg	NSTEMI após 11 meses	Estenose apertada da anastomose proximal do enxerto VSI na MG	ATC para anastomose

				proximal VSI-Mg
7	PAC duplo AMIG /IVA VSI/Mg	NSTEMI após 32 anos	Ponte venosa sobre Mg degenerado Estenose apertada de CD III	Angioplastia das artérias marginais e coronárias direitas
8	PAC triplo AMIG/IVA VSI/Mg VSI/IVP	NSTEMI após 36 meses	Ponte venosa em IVP degenerada	angioplastia PCI
9	PAC triplo AMIG/IVA-DG VSI/Mg VSI/CD	NSTEMI após 42 meses	Estenose apertada da anastomose proximal do enxerto VSI / CD	ATC da anastomose VSI-CD proximal

AMID: Artéria mamária interna direita, **AMIG:** Artéria mamária interna esquerda, **CD:** Artéria coronária direita, **Cx:** Artéria circunflexa, **Dg:** Artéria diagonal, **IVP: Artéria** interventricular posterior, **Mg:** Artéria marginal, **NSTEMI:** Síndrome coronária aguda sem elevação do segmento ST, **CABG:** Revascularização do miocárdio, **RVG:** Artéria retroventricular esquerda, , **STEMI:** Síndrome coronária aguda com elevação do segmento ST **VSI:** Veia safena longa.

2.13.3. Acidentes vasculares cerebrais durante o acompanhamento:

Na nossa coorte, dois doentes tiveram um AVC de origem isquémica durante o seguimento, um aos 4 meses e 19 dias após a CRM, sem causa óbvia, e outro aos 4 anos e 9 meses após a CRM, num doente com um trombo apical tratado com AVK.

O quadro 10 resume o conjunto dos MACCE no final do estudo.

Mesa 10 Resumo dos principais eventos cardiovasculares

Eventos	**Eventos cardiovasculares graves**	
	Cedo	Chegadas tardias
Coronária	12	9
AVC	1	2
Mortes	16	20

AVC : Acidente vascular cerebral

3. Estudo analítico:

3.1. Factores preditivos de mortalidade precoce

3.1.1. Estudo dos parâmetros qualitativos

Na análise univariada, os factores estatisticamente significativos que predizem a mortalidade precoce estão resumidos na tabela 11.

Mesa 11P reditores de mortalidade precoce

Factores de risco	OR (IC95%)	valor de p
Insuficiência renal crónica	34 (7,4 ;155,7)	$<10^{-3}$
ACOMI	4,2 (1.1 ; 16,6)	0.044
Dispneia de esforço NYHA III	4,6 (1,3 ; 16,1)	0,017
Aborto pré-operatório	4,7 (1,4 ; 16,0)	0,018
Estenose apertada do TCG	5,1 (1,5 ; 16,9)	0,010
Lesões marginais múltiplas	6,7 (1,9 ; 23,3)	0,004
Doses elevadas de catecolaminas durante mais de 24 horas	16,6 (3,3 ; 82,2)	$<10^{-3}$
BCPIA pós-operatório	6,25 (1,7 ; 22,6)	0,007
SBDC pós-operatório	15,5 (1,9 ; 126,5)	0,002
Enfarte do miocárdio tipo 5	9,4 (2,5 ; 35,2)	$<10^{-3}$
Insuficiência renal aguda pós-operatória	6,3 (1,7 ; 22,6)	0,007

Infeção pós-operatória	12,3 (3,3 ; 45,3)	$<10^{-3}$

ACOMI: Doença arterial crónica dos membros inferiores, **BCPIA:** Contrapulsação intra-aórtica por balão, **VE:** Insuficiência ventricular esquerda, **NYHA:** New York Heart Association, **SBDC:** Síndrome de baixo débito cardíaco, **TCG:** Tronco coronário comum esquerdo

3.1.1.1. Estudo dos parâmetros quantitativos

Os parâmetros quantitativos preditivos de mortalidade precoce são apresentados na tabela 12 (análise univariada).

Mesa 12F actores quantitativos preditivos de mortalidade precoce

Factores quantitativos preditivos de mortalidade precoce	Valor limiar	OR (IC95%)	valor de p
Euroscore II (%)	≥2,65	5,3 (1,56 ;18,8)	0,009
Pontuação STS (Mortalidade) (%)	≥1,24	5,2 (1,4 ;19,0)	0,01
Ventilação mecânica (H)	≥10	41,8(4,8 ;362,0)	$<10^{-3}$
FEVE pós-operatória (%)	≤33	14,25 (5,5; 36,6)	$<10^{-3}$
Hb pós-operatória (g/dl)	≤9,1	7,0 (1,32 ;37,1)	0,023

Hb: Hemoglobinemia, **FEVE:** Fração de ejeção do ventrículo esquerdo

A análise da curva ROC (Figura 32) revelou dois marcadores fiáveis que predizem a mortalidade precoce:

- ✓ A duração da ventilação mecânica (Ar sob a curva = 0,823).
- ✓ Menor FEVE pós-operatória (Ar sob a curva = 0,979)

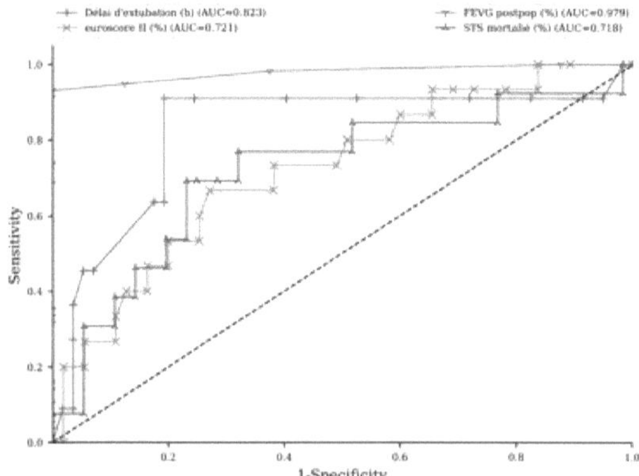

Figura 32 Análise da curva ROC dos factores de risco quantitativos para a mortalidade pós-operatória precoce

3.1.1.1. Análise multivariada :

Devido ao número limitado de mortes tardias, não foi possível efetuar uma análise multivariada.

3.1. Factores preditivos de eventos cardiovasculares graves na fase inicial

Apenas a DRC e a infeção pós-operatória foram preditivas de MACCE. A Tabela 13 detalha o estudo estatístico e os resultados do estudo univariado.

Mesa 13F actores qualitativos preditivos de eventos cardiovasculares major precoces

Factores de risco	OR (IC95%)	valor de p
Infeção pós-operatória	4,96 (1,59 ; 15,41)	0,008
Insuficiência renal crónica	7,58 (2,38 ; 24,21)	$<10^{-3}$

Os parâmetros quantitativos que apresentaram uma relação estatisticamente significativa com a ocorrência de MACCE são apresentados na tabela 14 (análise univariada).

Mesa 14F actores quantitativos preditivos de eventos cardiovasculares major precoces

Factores de risco	Valor limiar	OR (IC95%)	valor de p
Euroscore II (%)	≥3,18	5,24 (1,6 ;16,8)	0,014
Pontuação STS (Mortalidade) (%)	≥0,93	3,63 (1,3 ;10,3)	0,027
Ventilação mecânica (H)	≥9	6,2 (2,0 ;19,5)	0,007
FEVE pós-operatória (%)	≤33	12,3 (3,0 ;50,0)	$<10^{-3}$

FEVE: fração de ejeção do ventrículo esquerdo, **MACCE:** eventos cardiovasculares graves

A análise da curva ROC não conseguiu detetar um marcador fiável que previsse o MACCE precoce (Figura 33).

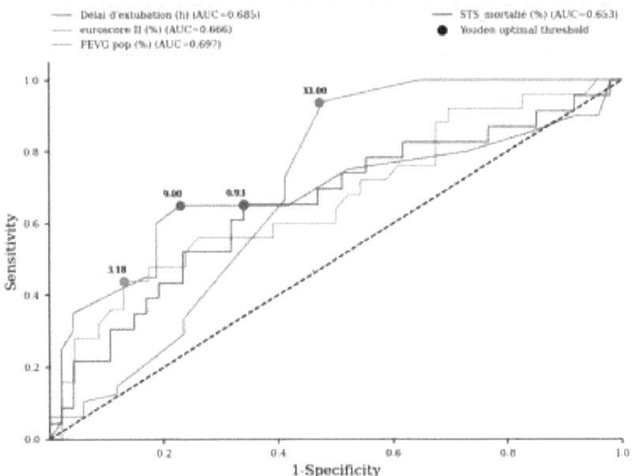

Figura 33 Análise da curva ROC para factores de risco quantitativos para eventos cardiovasculares major precoces

3.1. Factores preditivos de comprometimento precoce da FEVE

Os factores de risco para o comprometimento precoce da FEVE no pós-operatório estão resumidos na tabela 15.

Mesa 15 Factores preditivos de deterioração pós-operatória da FEVE

Factores de risco	OR (IC95%)	valor de p
Hipo/acinesia anterosseptal	8,9 (1,9 ; 44,1)	0,003

Revascularização incompleta	6,5 (1,6 ; 26,1)	0,007
Envolvimento em tandem do VIA	4.05 (1,2 ; 13,6)	0,027
Lesão distal do Cx	4,5 (1,1 ; 18,5)	0,027
Infeção pós-operatória	12,6 (3,0 ; 53,1)	<0,001

IVA: Interventricular anterior, **Cx:** Artéria circunflexa

Não houve relação estatisticamente significativa entre a FEVE e a função sistólica longitudinal do ventrículo direito no pós-operatório (p = 0,79), nem com a presença de lesões de DC em tandem (p = 0,658).

Em comparação com o grupo de doentes com FEVE pós-operatória inalterada ou melhorada (grupo de controlo), o grupo com fração de ejeção deteriorada necessitou de reanimação mais intensiva e teve maior morbilidade:

- ✓ BCPIA intra-aórtica pós-operatória (OR = 6,0 (1,5; 23,9); p = 0,014).
- ✓ Catecolaminas >24 horas (OR = 5,7 (1,6; 19,8); p = 0,006).
- ✓ Doses elevadas de diuréticos de ansa (OR = 4,1 (1,2; 13,6); p = 0,027).
- ✓ Insuficiência renal aguda pós-operatória (OR = 10,1 (2,38; 42,4); p=0,002).
- ✓ SBDC pós-operatório (OR = 8,9 (1,8; 44,1); p=0,003).
- ✓ A mediana do tempo de permanência nos cuidados intensivos foi de quatro dias para o grupo com FEVE diminuída, em comparação com dois dias para o grupo de controlo (p= 0,038).
- ✓ A duração da ventilação mecânica foi de 24 horas para o grupo com FEVE comprometida, em comparação com sete horas para o grupo de controlo (p=0,031).

A duração da CEC, a duração do pinçamento aórtico e a duração da assistência cardíaca foram comparáveis nos dois grupos, com valores de p de 0,155, 0,1 e 0,823, respetivamente.

3.1. Factores preditivos de revascularização incompleta

Factores preditivos de revascularização incompleta em análise univariada :

Presença de calcificação coronária (OR = 3,8 (1,1; 12,8); p=0,035)

A presença de lesões em tandem no VIA (OR = 4,2 (1,3; 13,2); p=0,035)

3.1. Factores preditivos da síndrome de baixo débito cardíaco no pós-operatório:

Os factores preditivos de SBDC pós-operatório foram :

- Insuficiência renal crónica (OR = 3,43 (1,15; 10,21); p=0,031).
- FEVE ≤ 35% no pós-operatório precoce (OR = 7,97 (2,52; 25,24); p<0,001).
- Um infarto do miocárdio pré-operatório (OR = 7,97 (2,52; 25,24); p<0,001).

3.2. Factores preditivos de infecções pós-operatórias

Na análise univariada, os factores preditivos da ocorrência de uma infeção pós-operatória foram :

✓ Factores qualitativos :

- Diálise prévia (p = 0,039).
- Arterite obliterativa crónica dos membros inferiores (OR = 6,9 (1,6; 29,1); p = 0,012).
- Estenose carotídea interna significativa (OR = 4,2 (1,1; 16,1); p = 0,041).
- Insuficiência renal aguda pós-operatória (OR = 7,17 (1,9; 26,3); p=0,003).

✓ Factores quantitativos :

- Risco de infeção do local cirúrgico estimado ≥ 26% pela calculadora de pontuação STS online (OR = 4,9 (1,7; 14,5); p=0,005).
- $^{2-3}$IMC ≥ 25 kg/m (OR= 3,34 (1,5; 5,2)); p<10).
- Tempo de CEC superior a 138 minutos (OR = 3,45 (1,2; 9,7); p=0,021).
- Duração do pinçamento aórtico > 120 minutos (OR = 5,6 (1,0; 31,5); p=0,045).

Não se verificou uma relação estatisticamente significativa com estes factores:

- Diabetes tipo 2 (p = 0,804)
- PCR no pré-operatório (p = 0,845).
- Ferritinemia pré-operatória (p = 0,246).
- Euroscore II (p = 0,809).
- Pontuação STS Morbi-mortalidade (p = 0,349).

Esta complicação levou a um prolongamento da duração da ventilação mecânica para além das 6 horas (OR = 4,8 (1,0; 23,4); p=0,041) e da duração do internamento na unidade de cuidados intensivos cardiovasculares para 5 dias ou mais (OR = 6,4 (1,7; 24,4); p=0,007).

3.1. Factores preditivos de insuficiência renal aguda

Os parâmetros com uma relação estatisticamente significativa com o comprometimento pós-operatório da função renal foram :

- ✓ Parâmetros qualitativos :
  - o IC pós-operatório agudo (OR = 15,5 (1,9; 126,5); p = 0,002).
  - o Infeção pós-operatória (OR = 7,2 (1,9; 26,3); p = 0,003).
- ✓ Parâmetros quantitativos :
  - o FEVE pós-operatória <38% (OR=3 (1,8; 5,1); p = 0,001).
  - o $^{-3}$Duração da ventilação mecânica >48h (OR=35,3 (4,7; 256,5); p<10).
  - o Pontuação STS Morbi-mortalidade < 7,66% (OR=1,9 (1,4, 2,63); p = 0,017).
  - o IMC>26 kg/m2 (OR=1,8 (1,07, 3,0); p<10-3).

A análise das curvas ROC revelou um único marcador fiável de previsão de insuficiência renal aguda: a ventilação mecânica prolongada para além das 48 horas, com uma área sob a curva de 0,876 (como mostra a figura 34).

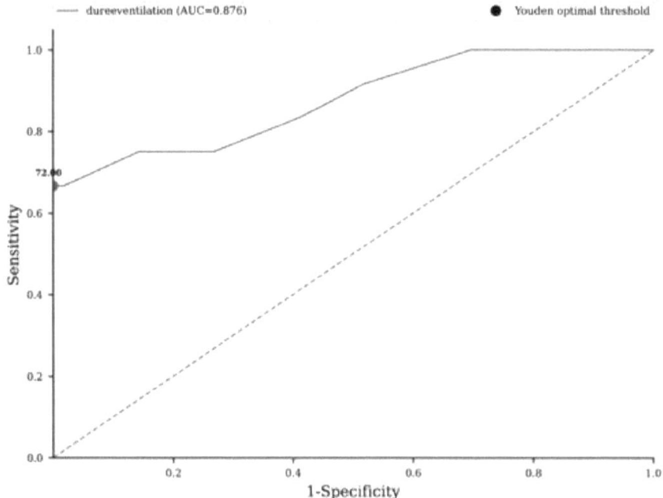

Figura 34 Análise da curva ROC para ventilação mecânica prolongada como fator de previsão de insuficiência renal aguda

Para além das 24 horas de ventilação, obteve-se uma sensibilidade de 66,7% e uma especificidade de 98,2%, com um valor preditivo positivo (VPP) de 88,9% e um valor preditivo negativo (VPN) de 93,2%. Quando a duração da ventilação mecânica atingiu 48 horas, os valores de sensibilidade e especificidade aumentaram para 66,7% e 100%, respetivamente, e o VPP e o VPN subiram para 100% e 93,3%.

3.2. Factores preditivos de ventilação mecânica prolongada

Os preditores independentes da duração da ventilação mecânica na análise multivariada foram :

- ✓ SBDC com suporte circulatório mecânico pós-operatório (β=37,28, p=0,0023);
- ✓ Infeção pós-operatória (β=30,82, p= 0,0216) ;
- ✓ Comprometimento da FEVE no pós-operatório (β=46,54, p= 0,0181).

3.1. Factores preditivos de mortalidade tardia

Os factores preditivos de mortalidade tardia, em análise univariada, estão resumidos na tabela 16.

Mesa 16 Factores de risco para a mortalidade tardia

Factores de risco	Valor limiar	**Análise univariada**	
		OR (IC95%)	**valor de p**
Anomalias cinéticas no Anteroseptal		5,4 (1,6 ; 18,7)	0,009
Cirurgia de emergência (com clopidogrel)		3,7 (1,1 ; 12,2)	0,043
Mediastinite aguda ou tardia		-	0,021
Melhoria da FEVE durante o acompanhamento		0,1 (0,03-0,47)	0,002

^{33}Leucócitos pré-operatórios (10 /mm)	≥8,7	5,2 (1,4 ;18,6)	0,01
HbA1c (%)	≥9	30,0 (2,14 ;421,1)	0,009
FEVE durante o acompanhamento (%)	≤-5	9,5 (1,11 ;81,5)	0,03
ΔLVEF durante o acompanhamento (%)	≥+5	0,1 (0,03 ;0,47)	0,03

HbA1c: Hemoglobina glicada, **FEVE:** Fração de ejeção do ventrículo esquerdo ΔFEVE**:** FEVE durante o seguimento - FEVE pré-operatória

É de salientar que nem o Euroscore II nem o STS score se revelaram preditores estatisticamente significativos de mortalidade tardia, com valores de p de 0,095 e 0,120, respetivamente. A análise das curvas ROC (Figura 35) revelou apenas um marcador quantitativo fiável para prever a mortalidade tardia: a HbA1c pré-operatória com uma área sob a curva de 0,802.

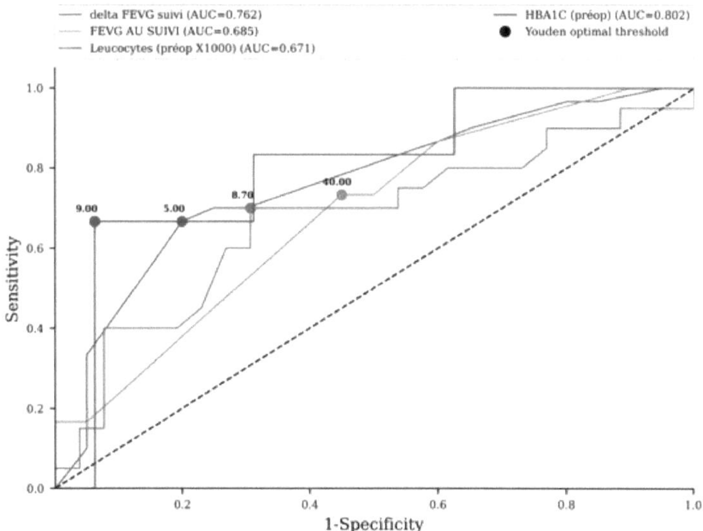

AUC: Área sob a curva, **LVEF:** Fração de saída do ventrículo esquerdo,

Figura 35 Curvas ROC para factores de risco quantitativos para a mortalidade pós-operatória tardia

Como mostra a Figura 36, houve um excesso de mortalidade, mesmo a longo prazo, entre os diabéticos que estavam mal equilibrados no momento da CRM.

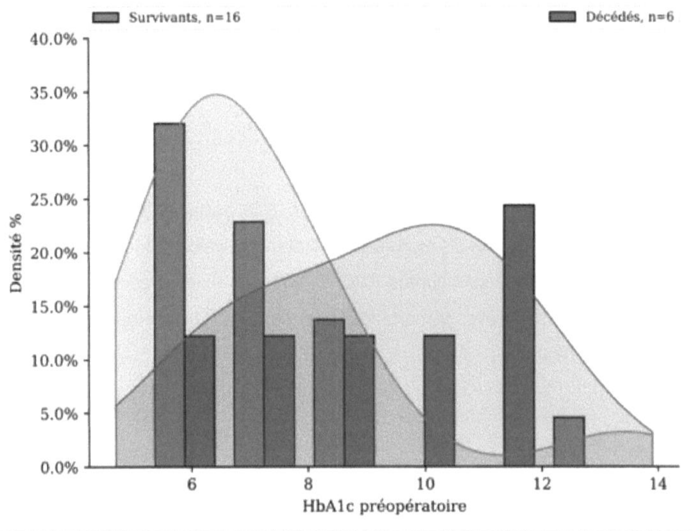

HbA1c: Hemoglobina glicada

Figura 36 Distribuição das mortes tardias de acordo com a hemoglobina glicada pré-operatória em diabéticos

Não foi possível efetuar uma análise multivariada devido ao pequeno número de eventos.

3.2. Factores preditivos de eventos cardiovasculares major no pós-operatório tardio

A Tabela 17 resume os factores preditivos de MACCE tardio (análise univariada).

Tabela 17F actores de risco qualitativos para eventos cardiovasculares major tardios

Factores de risco	Análise univariada	
	OR (IC95%)	**valor de p**
CI aguda pré-operatória	8,5 (1,1 ; 69,6)	0,027
Insuficiência renal crónica	7,5 (2,4 ; 24,2)	$<10^{-3}$
Cirurgia de emergência extrema com clopidogrel	4,5 (1,5 ; 13,7)	0,027
Infeção pós-operatória	5,6 (1,1 ; 27,3)	0,036
Perturbações da cinética segmentar anterosseptal	4,7 (1,4 ; 15,0)	0,009
Melhoria da FEVE durante o acompanhamento	**0,2 (0,09 ; 0,8)**	0,049

FEVE: fração de ejeção do ventrículo esquerdo, **IC:** insuficiência cardíaca, **MACCE:** eventos cardiovasculares graves

3.3. Factores preditivos da mortalidade global

3.3.1. Estudo dos parâmetros qualitativos

Os factores de risco estatisticamente significativos para a mortalidade global estão resumidos na tabela 18 (análise univariada).

Mesa 18 Factores qualitativos preditivos da mortalidade global

Factores de risco	Análise univariada	
	OR (IC95%)	**valor de p**
Insuficiência renal crónica	34 (7,42- 155,75)	**$<10^{-3}$**
Aborto pré-operatório	3,67 (1,04- 12,86)	**0,049**
Anomalias cinéticas segmentares no Anterosseptal	2,91 (1,05 - 8,09)	**0,048**
Anomalias na cinética do segmento anterior	4,57 (1,57- 13,30)	**0,005**

Cirurgia de emergência (a tomar Clopidogrel)	3,14 (1,14 - 8,65)	**0,029**
Catecolaminas para além das 24 horas	5,81 (1,96- 17,21)	**0,001**
BCPIA pós-operatório	4,50 (1,13- 17,87)	**0,038**
Degradação da função renal	7,30 (1,48- 36,01)	**0,013**
Infeção pós-operatória	6,00 (1,52- 23,64)	**0,010**

BCPIA: Balão de contração da pulsão intra-aórtica, **IVG:** Insuficiência ventricular esquerda

A melhoria da FEVE durante o seguimento foi o único fator protetor estatisticamente significativo que reduziu a mortalidade global (OR=0,1 (0,1; 0,5); p=0,002).

3.3.2. Estudo de parâmetros quantitativos

Os parâmetros quantitativos que apresentaram uma relação estatisticamente significativa com a mortalidade global são apresentados na Tabela 19 (análise univariada).

Mesa 19F actores de risco quantitativos para a mortalidade geral

Factores de risco	**Valor limiar**	**OR (IC95%)**	**valor de p**
Euroscore II (%)	≥1,88	5,73 (1,9 ;16,9)	0,003
Pontuação STS (Mortalidade) (%)	≥0,88	4,6 (1,6 ;13,48)	0,008
Ventilação mecânica (H)	≥10	6,9 (1,95 ;24,6)	0,004
FEVE pós-operatória imediata (%)	<40	5,0 (1,63 ;15,82)	0,009
Hb pré-operatória (g/dl)	<12,4	4,9 (1,4 ;17,2)	0,013
Hb pós-operatória (g/dl)	<9,2	5,2 (1,7 ;16,5)	0,007

FEVE durante o acompanhamento (%)	<35	4,3 (1,1 ;17,2)	0,04

FEVE: fração de ejeção do ventrículo esquerdo, **Hb:** hemoglobinemia

A análise das curvas ROC não revelou nenhum preditor fiável de mortalidade global. De facto, para todos os parâmetros estatisticamente significativos, a área sob a curva nunca excedeu 0,75 (Figura 37).

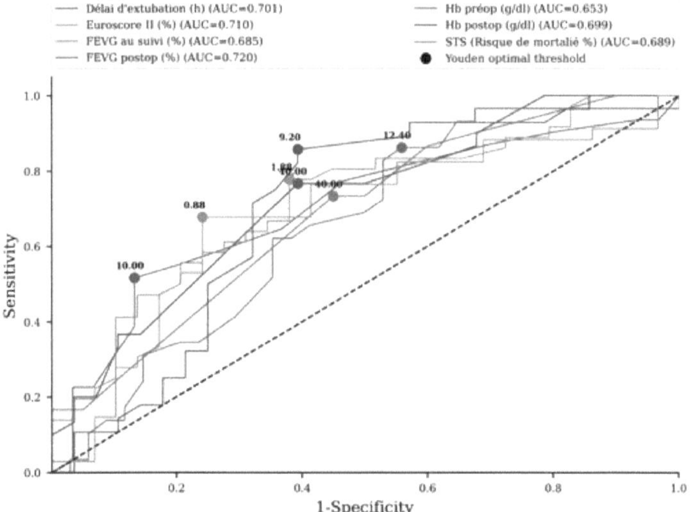

Figura 37 Análise da curva ROC dos factores preditivos da mortalidade global

3.3.3. Análise multivariada

Na análise multivariada, os factores independentes preditivos de mortalidade foram :

- ✓ A presença de perturbações cinéticas segmentares no território anterior ou anterosseptal (OR=4,21; IC 95% (1; 15,77); p= 0,033),
- ✓ Cirurgia de emergência após SCA (em uso de clopidogrel) (OR=1,1; IC 95% (1,45; 17,92); p= 0,011),

- ✓ O uso de catecolaminas por ≥ 24 horas no pós-operatório imediato (OR=9,79; IC 95% (2,61; 36,75); p= 0,0007)

4. Análise de sobrevivência :

4.1. Análise da sobrevivência global

A mediana de seguimento no nosso estudo foi de 8 anos, com um mínimo de um ano e um máximo de 11 anos. Análise de sobrevivência de Kaplan-Meier
A análise de sobrevivência (Figura 38) mostrou que a sobrevivência na nossa coorte foi de 68,5% aos 2 anos, com um intervalo de confiança de 95% que varia entre 56,5% e 77,8%. Aos 5 anos, a taxa de sobrevivência foi de 57,9%, com um IC de 95% entre 45,5% e 68,5%.

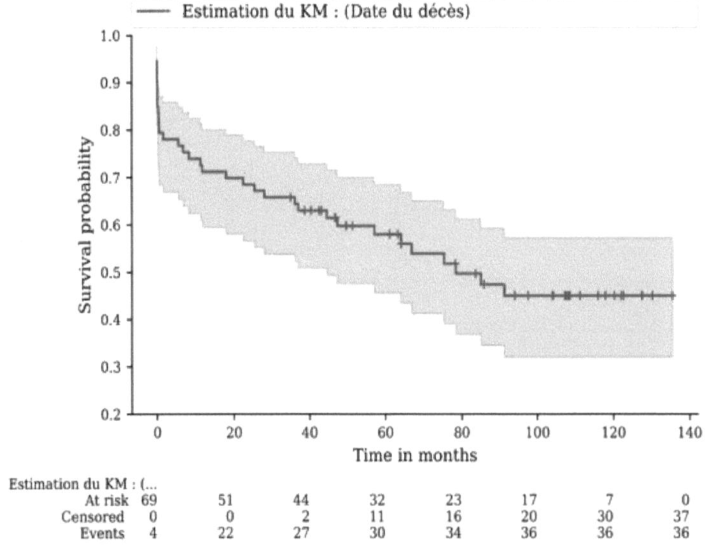

Figura 38 Análise de sobrevivência utilizando a curva de Kaplan-Meier (Evento=Óbito)

4.2. Análise da sobrevivência em função das alterações pós-operatórias da fração de ejeção do ventrículo esquerdo

4.2.1. De acordo com a FEVE pós-operatória precoce

A FEVE pós-operatória precoce foi estratificada em três grupos: piorada, inalterada e melhorada. As curvas de sobrevida não mostraram diferença estatisticamente significativa entre esses grupos (Log Rank = 0,06), como mostra a Figura 39.

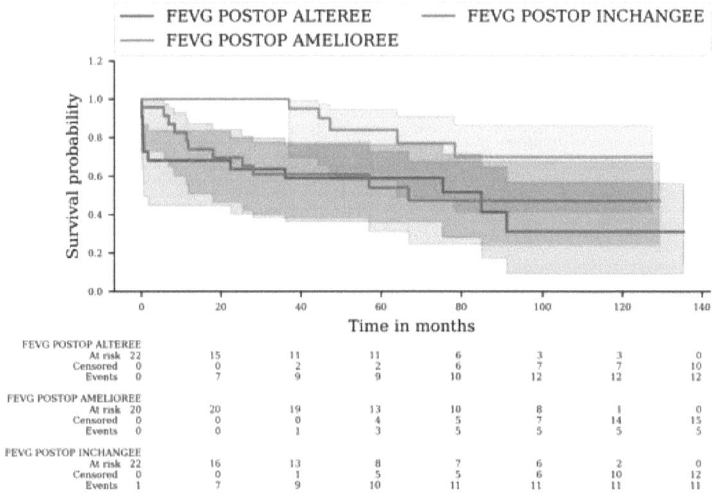

LVEF pós-operatória: fração de ejeção do ventrículo esquerdo pós-operatória

Figura 39 Análise da sobrevivência em função das alterações pós-operatórias precoces da fração de ejeção do ventrículo esquerdo.

[-3]Entretanto, a análise bivariada (Figura 40) revelou uma diferença estatisticamente significativa na distribuição de sobrevida entre os grupos com FEVE pós-operatória prejudicada e melhorada (Log Rank < 10).

Aos 24 meses, as taxas de sobrevivência foram de 46,7% (IC 95% (28,4; 63,0)) e 100%, e aos 5 anos, 43,3% (IC 95% (25,6; 59,9)) e 84,0% (IC 95% (57,9; 94,6)), respetivamente.

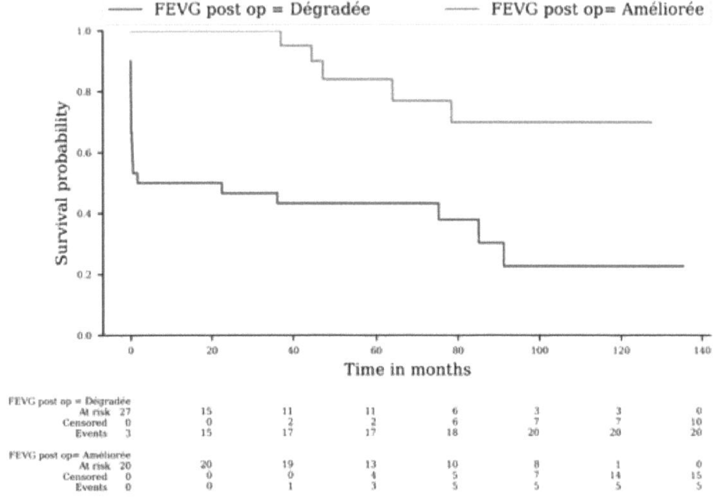

LVEF pós-operatória: fração de ejeção do ventrículo esquerdo pós-operatória

Figura 40 Análise binária da sobrevivência em função das alterações pós-operatórias precoces da fração de ejeção do ventrículo esquerdo (Deficiente Vs Melhorado).

Na regressão multivariada de Cox, o comprometimento precoce da FEVE foi associado a um risco quatro vezes maior de morte, em comparação com a melhora da FEVE (HR = 3,62, IC 95% (1,4 - 9,37), p = 0,007).

4.2.2. Com base na FEVE durante o acompanhamento :

Não foi observada diferença significativa entre as distribuições de sobrevivência dos grupos com FEVE comprometida e aqueles com FEVE não comprometida. No entanto, uma diferença significativa foi observada com o grupo com FEVE melhorada (Log Rank = 0,014), como mostrado na Figura 41.

Aos 24 meses, a sobrevivência foi de 70,0% com um IC de 95% (32,9-89,2) para os doentes com FEVE diminuída no seguimento, 75,0% com um IC de 95% (46,3-89,8) para o grupo com FEVE inalterada, em comparação com 95,8% com um IC de 95% (73,9-99,4) para o grupo com FEVE melhorada.

Aos 5 anos, estas taxas foram de 50,0% (IC 95% (18,4-75,3)), 66,7% (IC 95% (36,9-84,8)) e 81,2% (IC 95% (56,9-92,6)), respetivamente.

$^{-3}$Na análise bivariada (Figura 42), houve diferença estatisticamente significativa nas distribuições de sobrevida dos grupos com FEVE diminuída e FEVE melhorada (Log Rank < 10).

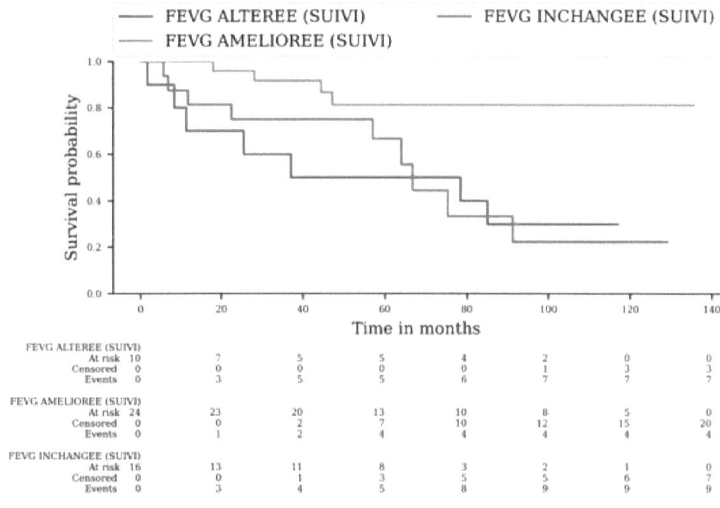

	0	20	40	60	80	100	120	140
FEVG ALTEREE (SUIVI)								
At risk	10	7	5	5	4	2	0	0
Censored	0	0	0	0	0	1	3	3
Events	0	3	5	5	6	7	7	7
FEVG AMELIOREE (SUIVI)								
At risk	24	23	20	13	10	8	5	0
Censored	0	0	2	7	10	12	15	20
Events	0	1	2	4	4	4	4	4
FEVG INCHANGEE (SUIVI)								
At risk	16	13	11	8	3	2	1	0
Censored	0	0	1	3	5	5	6	7
Events	0	3	4	5	8	9	9	9

FEVE: fração de ejeção do ventrículo esquerdo

Figura 41 Análise da sobrevivência em função das alterações tardias da fração de ejeção ventricular.

Na regressão multivariada de Cox, a deterioração da FEVE durante o seguimento aumentou o risco de morte em cinco vezes (HR = 5,44 com um IC de 95% de (1,92; 15,51); p=0,001).

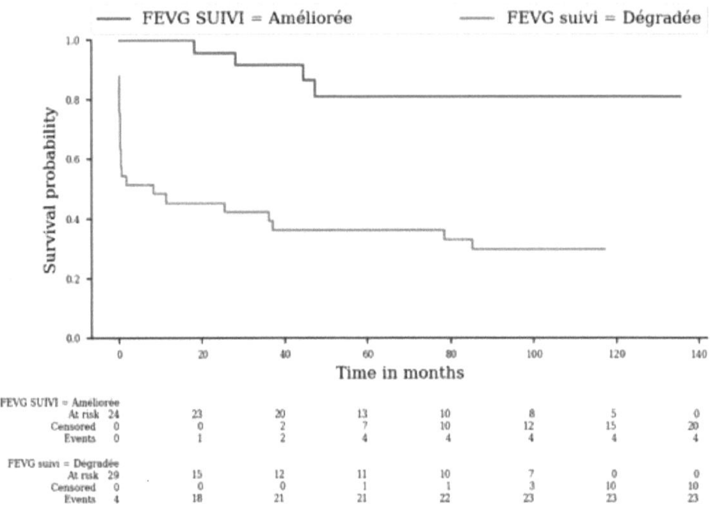

FEVG SUIVI = Améliorée								
At risk	24	23	20	13	10	8	5	0
Censored	0	0	2	7	10	12	15	20
Events	0	1	2	4	4	4	4	4
FEVG suivi = Dégradée								
At risk	29	15	12	11	10	7	0	0
Censored	0	0	0	1	1	3	10	10
Events	4	18	21	21	22	23	23	23

FEVE: fração de ejeção do ventrículo esquerdo pós-operatória

Figura 42 Análise binária da sobrevivência em função das alterações tardias da fração de ejeção do ventrículo esquerdo (Melhorada Vs Degradada)

4.3. Análise do período livre de eventos cardiovasculares graves

A mediana do período de seguimento foi de 96 meses (extremos de 19 meses e 135 meses)

(Figura 43). A sobrevivência global sem MACCE foi de 60,3% (IC 95% (48,1; 74,0)) aos 2 anos e 43,8% (IC 95% (31,9; 55,0)) aos 5 anos.

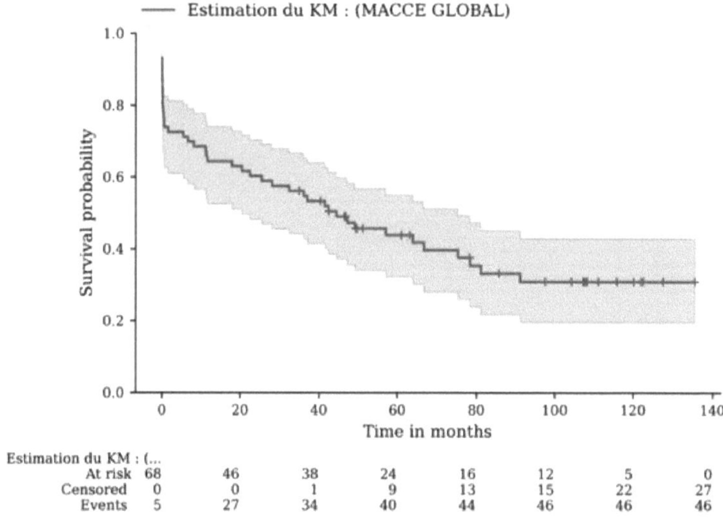

Estimation du KM : (...								
At risk	68	46	38	24	16	12	5	0
Censored	0	0	1	9	13	15	22	27
Events	5	27	34	40	44	46	46	46

Figura 43 Análise da sobrevivência global sem eventos cardiovasculares major

4.3.1. Estudo comparativo dos períodos livres de eventos cardiovasculares graves em doentes com doença renal crónica s

Ao comparar a sobrevivência em doentes com insuficiência renal com uma TFG inferior a 60 ml/min com aqueles com uma TFG igual ou superior a 60 ml/min, observou-se uma diferença significativa. A comparação estatística revelou um log Rank de 0,002 indicando uma distinção significativa entre estes dois grupos.

As curvas de sobrevivência livre de MACCE para estas respectivas categorias podem ser vistas na Figura 44, ilustrando as disparidades nas taxas de sobrevivência de acordo com a função renal.

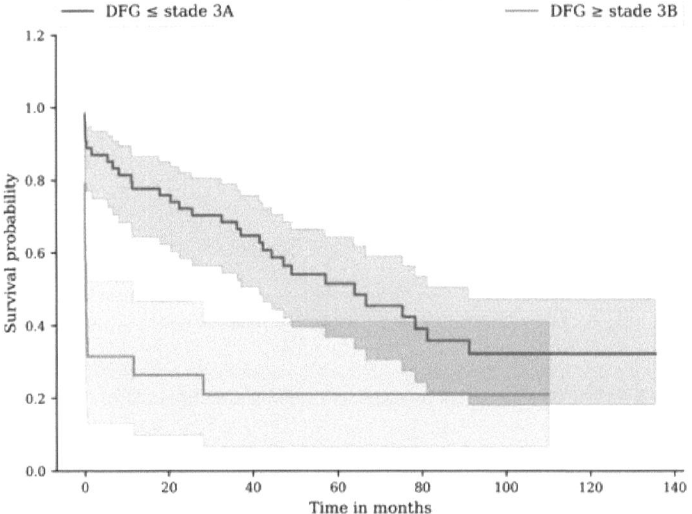

Figura 44 Análise da sobrevivência livre de eventos cardiovasculares graves na insuficiência renal crónica

Aos 24 meses: 26,3% (IC 95% (9,6; 46,8)) versus 71,2% (IC 95% (58,2; 82,2))

Aos 5 anos e 60 meses: 21,1% (IC 95% (6,6; 41,0)) versus 51,5% (IC 95% (36,9; 64,3))

4.3.2. Estudo comparativo dos períodos sem eventos cardiovasculares graves na insuficiência cardíaca aguda pré-operatória

No que respeita à sobrevivência livre de eventos cardiovasculares major em doentes com IC aguda pré-operatória, a análise não revelou diferenças significativas nas curvas de sobrevivência entre os diferentes grupos estudados.

O valor de Log-Rank de 0,471 indica que o IC pré-operatório agudo não parece influenciar a sobrevida livre de eventos cardiovasculares maiores nesta população de pacientes (Figura 45).

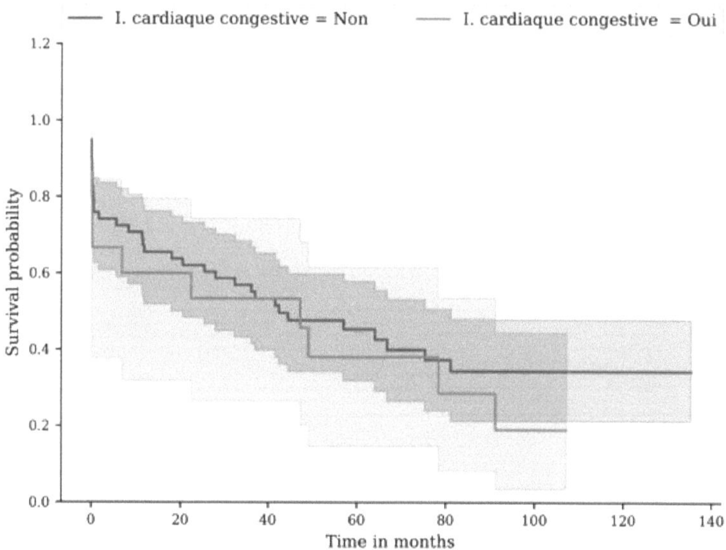

I. Cardíaca: Insuficiência cardíaca

Figura 45 Análise da sobrevida livre de eventos cardiovasculares maiores nos casos de insuficiência cardíaca aguda pré-operatória

4.3.3. Estudo comparativo dos períodos sem eventos cardiovasculares graves em cirurgia de emergência extrema

No caso da cirurgia de extrema urgência, a análise da sobrevivência livre de eventos cardiovasculares major não revelou diferenças assinaláveis nas curvas de sobrevivência entre os grupos estudados, como se pode observar na figura 46. O valor de Log-Rank de 0,08 confirma a ausência de diferença significativa, indicando que a cirurgia realizada em contexto de extrema urgência não teve impacto negativo na sobrevivência livre de eventos cardiovasculares major a 5 anos.

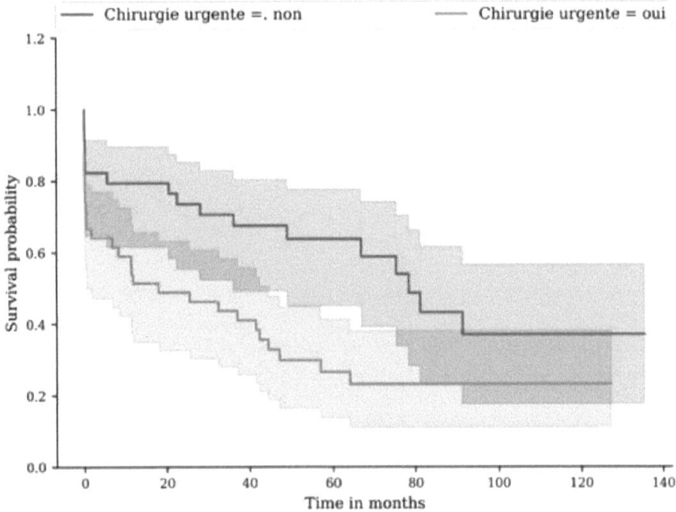

Figura 46 Análise da sobrevivência livre de eventos cardiovasculares major em casos de cirurgia de bypass coronário de emergência extrema

4.3.4. Estudo comparativo dos períodos livres de eventos cardiovasculares graves em casos de infeção pós-operatória

A Figura 47 mostra que a ocorrência de sépsis pós-operatória teve um efeito apenas na sobrevivência durante o ano seguinte à cirurgia, e que as duas curvas de sobrevivência convergiram depois disso (log-Rank = 0,003).

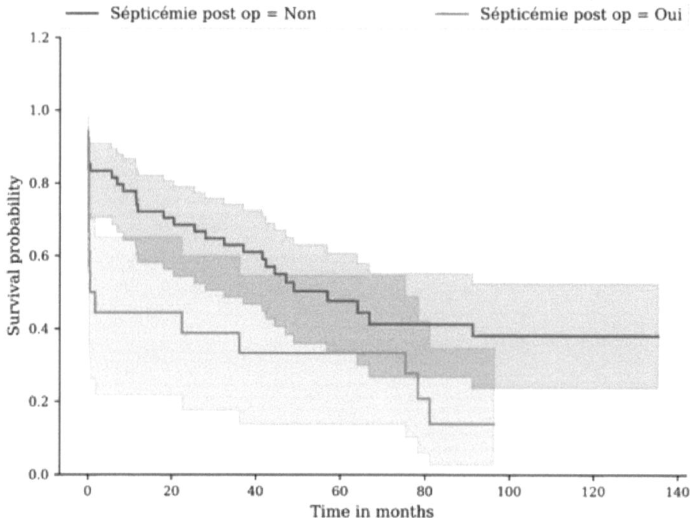

Figura 47 Análise da sobrevida livre de eventos cardiovasculares maiores nos casos de sepse pós-operatória.

4.3.5. Estudo comparativo dos períodos livres de eventos cardiovasculares major de acordo com as alterações da fração de ejeção do ventrículo esquerdo durante o seguimento :

-3A Figura 48 mostra uma diferença estatisticamente significativa durante os primeiros 5 anos, com melhor sobrevida para o grupo com FEVE melhorada (Log Rank <10).

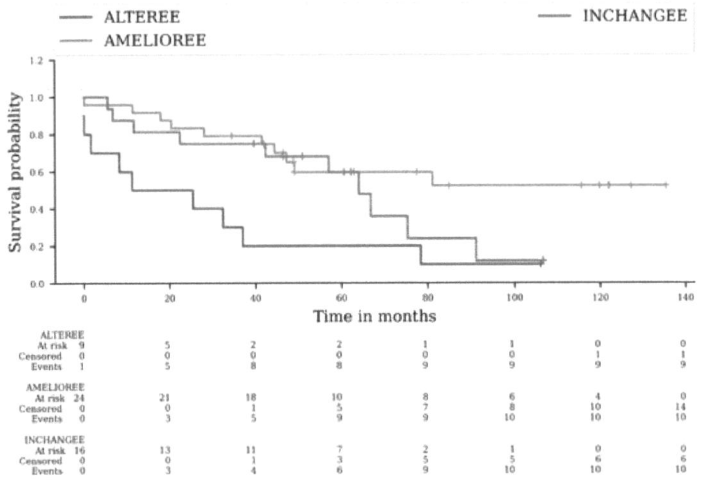

	0	20	40	60	80	100	120	140
ALTEREE								
At risk	9	5	2	2	1	1	0	0
Censored	0	0	0	0	0	0	1	1
Events	1	5	8	8	9	9	9	9
AMELIOREE								
At risk	24	21	18	10	8	6	4	0
Censored	0	0	1	5	7	8	10	14
Events	0	3	5	9	9	10	10	10
INCHANGEE								
At risk	16	13	11	7	2	1	0	0
Censored	0	0	1	3	5	5	6	6
Events	0	3	4	6	9	10	10	10

Figura 48A nálise da sobrevivência livre de eventos cardiovasculares major em função das alterações na fração de ejeção do ventrículo esquerdo

4.3.5.1. Análise multivariada: regressão de Cox

Na análise multivariada, os factores independentes que tiveram um impacto nas curvas de sobrevivência livre de MACCE estão ilustrados na Figura 49.

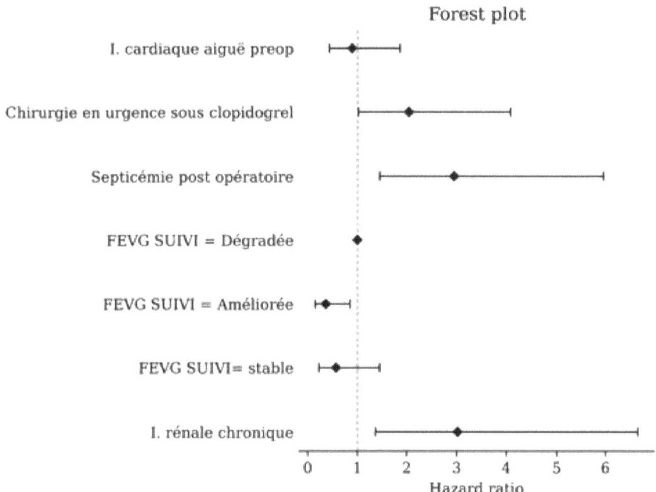

Figura 49 Factores preditivos de eventos cardiovasculares major tardios em análise multivariada

Cirurgia de emergência extrema: HR = 2,04 (IC 95% (1,02; 4,08)); p = 0,04

Sépsis pós-operatória : HR = 2,94 (IC 95% (1,45; 5,95)); p = 0,002

Insuficiência renal crónica: HR = 3,02 (IC 95% (1,37; 6,65)); p = 0,006

Melhoria da FEVE no seguimento: HR = 0,36 (IC 95% (0,152; 0,854)); p = 0,024

Discussões

A utilização da cirurgia de revascularização miocárdica em doentes com doença arterial coronária depende de factores como o contexto clínico, a função ventricular, a carga isquémica e a anatomia coronária. Quando o envolvimento coronário é tritruncal, a disfunção ventricular esquerda está presente ou existem grandes áreas de isquémia, a CABG está geralmente indicada.[31].

A função ventricular esquerda pré-operatória é um importante preditor de mortalidade intra-hospitalar após cirurgia de revascularização miocárdica. Apesar das melhorias nas técnicas cirúrgicas, proteção miocárdica e cuidados pós-operatórios, o risco cirúrgico em pacientes com função ventricular esquerda reduzida permanece elevado[32, 33].

Em pacientes com FEVE reduzida, a CRM tem mostrado melhores resultados do que a terapia médica isolada, com melhora dos sintomas e maior sobrevida [34, 35].

Os avanços no manejo perioperatório, nas técnicas cirúrgicas e nos métodos de proteção miocárdica melhoraram os resultados, encorajando os profissionais a optar mais prontamente pela CRM em pacientes com FEVE reduzida. [36].

No entanto, isso pode levar ao SBDC perioperatório e à alta mortalidade pós-operatória. Alguns pacientes podem necessitar de suporte inotrópico ou mecânico por horas a dias após a cirurgia. [37]. Além disso, certos fatores de risco perioperatórios têm sido associados à redução do benefício de sobrevivência e eventos adversos após a CRM [38]. A identificação dos doentes que mais podem beneficiar de procedimentos de revascularização cirúrgica continua a ser um tema de debate.

O objetivo do nosso estudo foi investigar a mortalidade imediata e a médio prazo da cirurgia coronária em doentes com cardiopatia isquémica com disfunção sistólica do VE pré-operatória (FEVE pré-operatória≤ 40%).

De acordo com a definição de IC da Sociedade Europeia de Cardiologia (ESC) [3]estabelecemos um limiar de 40% para identificar os doentes com FEVE reduzida. No entanto, para alargar a nossa amostra e tornar a nossa abordagem comparável com a de outros estudos nacionais, incluímos também doentes com uma FEVE igual a 40%.

Os principais eventos cardiovasculares pós-operatórios precoces foram morte precoce (22%), SBDC pós-operatório (38%), síndromes coronárias agudas pós-operatórias (16%) e acidente vascular cerebral (1%):

- ✓ Co-morbilidades: História de insuficiência renal crónica ou DRC
- ✓ Sinais funcionais: A presença pré-operatória de dispneia de esforço NYHA III-IV.
- ✓ Factores coronários: a presença de uma estenose apertada do TCG ou de múltiplas lesões marginais.
- ✓ Eventos cardiovasculares: SBDC pós-operatório, enfarte do miocárdio pós-operatório.
- ✓ Complicações pós-operatórias não cardiovasculares: insuficiência renal aguda, infeção pós-operatória, necessidade de ventilação mecânica por mais de 10 horas.
- ✓ Factores ecocardiográficos pós-operatórios: FEVE pós-operatória ≤ 33%.
- ✓ As pontuações de risco EuroSCORE II e STS tinham limiares preditivos de mortalidade precoce de 3,18% e 0,93%, respetivamente.

Alguns destes factores eram preditivos do MACCE:

- ✓ História de insuficiência renal crónica.
- ✓ A ocorrência de uma complicação infecciosa pós-operatória.
- ✓ Uma LVEF pós-operatória ≤33%.
- ✓ A utilização de ventilação mecânica durante mais de 9 horas.

Foram seguidos 50 doentes. O seguimento médio foi de 95 meses (8 anos).

O ETT no seguimento tardio demonstrou que a função ventricular esquerda tardia melhorou em 24 doentes (48%), manteve-se estável em 16 doentes (32%) e diminuiu em 10 doentes (20%).

Os factores preditivos de mortalidade durante o acompanhamento foram :

- ✓ Cirurgia de emergência extrema com clopidogrel.
- ✓ Problemas de cinética segmentar ântero-septal (pré-operatório).
- ✓ Mediastinite.
- ✓ Diabetes mal controlada na altura da cirurgia cardíaca.
- ✓ Uma queda na FEVE de pelo menos 5%.

Os factores preditivos de MACCE durante o seguimento foram :

- ✓ Insuficiência renal crónica.
- ✓ A presença de insuficiência cardíaca aguda pré-operatória.
- ✓ Cirurgia em caso de emergência extrema sem interrupção do clopidogrel.
- ✓ A pré-existência de distúrbios cinéticos segmentares ântero-septal no pré-operatório.

- ✓ A ocorrência de uma complicação infecciosa pós-operatória.

Por outro lado, a melhoria da FEVE ≥ 5% foi associada a um melhor prognóstico (OR = 0,2 (0,09; 0,8), p = 0,049).

Na análise multivariada, os preditores independentes da mortalidade global foram :

- ✓ A presença de perturbações cinéticas no território anterior ou anterosseptal (OR=4,21; IC 95% (1; 15,77); p= 0,033).
- ✓ Cirurgia de emergência extrema efectuada com clopidogrel (OR=1,1; IC 95% (1,45; 17,92); p= 0,011).
- ✓ Síndrome de baixo débito cardíaco pós-operatório (OR=9,79; IC 95% (2,61; 36,75); p= 0,0007).

A análise de sobrevivência utilizando a estimativa de Kaplan-Meier mostrou que a sobrevivência global da coorte foi de 68,5% aos 2 anos e 57,9% aos 5 anos. Na regressão multivariada de Cox, verificou-se que a deterioração precoce da FEVE no pós-operatório estava associada a um maior risco de mortalidade, com um HR de 3,62. E a deterioração da FEVE durante o seguimento foi associada a um maior risco de mortalidade (HR = 5,44).

A melhoria da FEVE durante o seguimento foi um fator protetor associado à redução do MACCE e à melhoria da sobrevivência a longo prazo em doentes após revascularização cirúrgica do miocárdio.

Ao ter em conta as alterações na FEVE, os clínicos podem direcionar melhor as intervenções terapêuticas e melhorar a gestão global dos doentes após a revascularização cirúrgica do miocárdio. Por outro lado, é crucial monitorizar e tratar cuidadosamente as complicações pós-operatórias, como as infecções e a insuficiência renal, uma vez que estas aumentam o risco de morbilidade e mortalidade. Uma melhoria da FEVE durante o seguimento está também associada a uma redução do MACCE.

Estes resultados podem orientar as decisões clínicas para melhorar a sobrevivência dos doentes após a revascularização cirúrgica do miocárdio. A monitorização cuidadosa da FEVE e a consideração dos factores de risco devem ser elementos chave na gestão dos doentes, de forma a otimizar o resultado deste procedimento.

No entanto, este estudo tem algumas limitações:

- ✓ A dimensão relativamente pequena da amostra e a natureza de centro único do estudo limitam o poder estatístico e a generalização dos resultados a uma população mais vasta.
- ✓ A natureza retrospetiva do estudo, baseado em registos médicos, pode levar a vieses de seleção e de informação, afectando assim a exatidão dos resultados.
- ✓ Os atrasos na recolha de dados podem influenciar os resultados devido a dados em falta ou incompletos.
- ✓ A ausência de um grupo de comparação torna difícil avaliar especificamente o impacto da disfunção sistólica do ventrículo esquerdo na morbilidade e mortalidade pós-operatória.
- ✓ As alterações na prática clínica e os avanços médicos ocorridos desde o período do estudo podem limitar a relevância dos resultados actuais.

Apesar destas limitações, os resultados deste estudo podem fornecer informações interessantes sobre os factores preditores de morbilidade e sobrevivência após revascularização cirúrgica do miocárdio em doentes com FEVE reduzida. São necessários mais estudos para confirmar e aprofundar a nossa compreensão dos resultados clínicos associados a este procedimento.

1. Análise epidemiológica

Os doentes com doença coronária e disfunção ventricular esquerda grave foram considerados inoperáveis, com um mau prognóstico e uma mortalidade a dois anos de 69%. [39-58]. No entanto, graças aos avanços técnicos da cirurgia, da anestesia cardíaca e da assistência circulatória, a revascularização cirúrgica passou a ser considerada para estes doentes. De acordo com as últimas recomendações europeias sobre revascularização miocárdica, a cirurgia de coração batendo é a opção de escolha em pacientes multitronculares com uma FEVE ≤ 35%. [59]. Apesar de todos estes progressos, a mortalidade permanece elevada nos casos de disfunção ventricular esquerda [8, 60, 61]. Persiste, assim, o debate sobre a escolha entre revascularização cirúrgica ou endovascular, e o recurso à cirurgia de peito aberto nestes doentes frágeis [60].

O limiar de FEVE≤40% foi adotado para definir IC com FEVE reduzida neste estudo, aproximando-se assim das definições das últimas recomendações europeias sobre IC crónica de 2021[3] ao mesmo tempo em que se tenta explorar um nicho de pacientes, com FEVE entre 36 e 40%, não mencionado pelas recomendações europeias de 2018 para revascularização do miocárdio[2].

Para LVEF ≤ 40%, a taxa de incidência no principal hospital de treinamento militar em Túnis foi de 9,8 pacientes / 1000 PAC. Ano. No Hospital Habib Bourguiba em Sfax, a taxa de incidência foi de 36,7 pacientes/1000 PAC. Ano [56] para o mesmo limiar de FEVE. Em grandes séries internacionais, essa taxa de incidência variou entre 7,5 e 51 pacientes/1000 CRM. Ano [40, 41, 43, 47-49, 62].

No entanto, a tabela 20, comparando os principais estudos internacionais, revela heterogeneidade no limiar de FEVE utilizado para definir uma CRM na disfunção ventricular esquerda. Este facto poderá ser explicado pela heterogeneidade das recomendações publicadas na altura em que este trabalho foi realizado.

Considerando apenas os pacientes com FEVE ≤ 35% que foram submetidos a CRM, as taxas de incidência foram de 8 e 4,1 pacientes/1000PAC.ano, respetivamente, no Hospital Universitário de Sfax [56] HMPIT.

Estes valores são significativamente mais baixos do que os registados na literatura internacional [2, 40, 41, 43, 47-49, 62] sugerem uma certa relutância por parte das Equipas Cardíacas Tunisinas em recomendar a revascularização cirúrgica sob CEC e clampagem aórtica quando a FEVE desce abaixo dos 35%.

Nos nossos dois estudos tunisinos, a maioria dos doentes foi submetida a cirurgia de bypass cardíaco com o coração parado. Ao ajustar as taxas de incidência dos estudos internacionais de acordo com a estratégia cirúrgica adoptada, observamos que os seus valores são próximos dos nossos. Isto indica uma tendência mundial para favorecer a cirurgia cardíaca com paragem cardíaca para estes doentes, como ilustrado na Tabela 20.

Mesa 20 Perfil epidemiológico dos principais estudos sobre cirurgia de revascularização do miocárdio em pacientes com disfunção sistólica do ventrículo esquerdo

Estudo	País	Anos de inclusão	Duração incluindo meses	Limiar da FE VE (%)	Número de PAC	Número de CAP + disfunção do VE	Número de PAC + CEC com paragem cardíaca	Disfunção do VE (%)	Taxa de incidência de CRM + disfunção do VE (/1000 CRM. ANO)	Taxa de incidência de CABG sob CEC + disfunção do VE (/1000 CABG. ANO)
Kron et al. [39]	EUA	1983-1988	72	<20	-	39	39	-	-	-
Elefteriades et al. [40]	EUA	1981-1995	72	≤35	11830	744	744	6,2	10,4	10,4
Arom K.V. et al. [41]	EUA	1998 - 1999	18	≤30	2303	177	132	7,6	51	38,2
Shennib H. et al.[42]	Canadá	1998 - 2001	46	≤35	-	77	46	-	-	-
Ascione R. et al. [43]	REINO UNIDO	1996-2002	76	≤30	5195	250	176	4,8	7,5	3,3
Hillis G.S. [44]	EUA	1995-1999	5	<35	-	379	-	-	-	-
Darwazah A.K. et al. [45]	Jerusalém	2000-2004	48	≤35	-	150	84	-	-	-
Sharoni E. et	Jerusalém	1999-2001	36	≤35	-	353	209	-	-	-

Estudo	**País**	**Anos de inclusão**	**Duração incluindo meses**	**Limiar da FEVE (%)**	**Número de PAC**	**Número de CAP + disfunção do VE**	**Número de PAC + CEC com paragem cardíaca**	**Disfunção do VE (%)**	**Taxa de incidência de CRM + disfunção do VE (/1000 CRM. ANO)**	**Taxa de incidência de CABG sob CEC + disfunção do VE (/1000 CABG. ANO)**
al. [46]										
Wu et al [47]	Taiwan	1991-2002	144	<35	2842	365	365	12,8	10,7	10,7
Filsoufi F. et al. [48]	EUA	1997-1999	36	≤30	2725	495	424	18,1	60,5	51,8
Youn T.N. et al.[49]	Coreia do Sul	2000-2005	60	<35	1473	153	53	10,4	20,7	3,5
Attaran S.[50]	REINO UNIDO	1998-2009	120	≤30	-	943	528	-	-	-
Caputti G.M. et al. [51]	Brasil	2001-2005	60	≤20	-	217	112	-	-	-
Emmert M.Y. et al.[62]	Suíça	2002-2008	84	<30	942	79	4	8,4	11,9	0,6
Keeling W.B. et al. [53]	EUA	2008-2011	42	≤30	-	25667	20509	-	-	-

Estudo	País	Anos de inclusão	Duração incluindo meses	Limiar da FEVE (%)	Número de PAC	Número de CAP + disfunção do VE	Número de PAC + CEC com paragem cardíaca	Disfunção do VE (%)	Taxa de incidência de CRM + disfunção do VE (/1000 CRM. ANO)	Taxa de incidência de CABG sob CEC + disfunção do VE (/1000 CABG. ANO)
Ueki C. et al. [54]	Japão	2008-2012	60	≤30	-	2187	1134	-	-	-
Wang et al [55]	China	2013-2017	60	30-40	1152	112	44	9,7	19,4	7,6
Tese MHIRI F. [56]	Tunísia	2010-2016	72	≤40	227	50	32	22,0	36,7	23,4
Tribak M. et al. [57]	Marrocos	1995_2010	180	≤35	1434	171	137	11,9	7,9	6,3
O nosso estudo	**Tunísia**	**2012 - 2021**	**120**	**≤40**	**819**	**81**	**77**	**10**	**9,8**	**9,4**

FEVE: fração de ejeção do ventrículo esquerdo, **CABG: enxerto** de bypass da artéria coronária, **VE:** ventrículo esquerdo

2. Perfil clínico dos doentes coronários com disfunção ventricular esquerda

2.1. Idade e género

Este estudo revelou uma predominância masculina de 88%, com uma taxa feminina de 12%, em consonância com a maioria dos estudos publicados anteriormente (Tabela 21).

A nível nacional, o estudo de Mhiri F. [56] em Sfax, encontrou uma percentagem de mulheres de 24%, ou seja, o dobro da observada no HMPIT.

A idade média dos nossos doentes foi de 60,5 ± 7,5 anos, variando entre os 40 e os 80 anos. Estes dados são comparáveis com os vários estudos internacionais e nacionais relatados na literatura e resumidos na Tabela 21.

A idade tem sido reconhecida como um fator de risco independente que afecta a mortalidade a curto e médio prazo após CABG[63, 64]. Os pacientes mais velhos podem ter uma aterosclerose coronária mais extensa, o que pode levar a um aumento da mortalidade após a CRM [65].

A falta de correlação entre a idade dos doentes e a morbilidade no nosso estudo pode ser explicada pela idade relativamente jovem da nossa coorte.

Anteriormente, a idade de 65 anos era considerada como o ponto em que os resultados após a CABG se deterioravam, mas graças aos avanços tecnológicos e a uma melhor seleção dos doentes, este limiar foi aumentado para os 80 anos de idade [66-68].

Alguns estudos demonstraram que o género feminino foi um preditor independente de morbilidade a curto, médio e longo prazo após CABG [69-72].

Outros concluíram que o sexo feminino era um fator de risco independente para a mortalidade pós-cirurgia de revascularização miocárdica, mas não para a morbilidade pós-operatória. [73].

No entanto, os nossos resultados continuam a ser concordantes com alguns estudos que concluíram que o género não tem impacto nos resultados após CABG. De facto, alguns estudos concluíram que o sexo feminino não estava associado a excesso de mortalidade e tinha apenas um impacto mínimo na morbilidade, quando os doentes eram corretamente combinados[69, 74-76].

2.1. Factores de risco cardiovascular

O nosso estudo, tal como outros na literatura (Tabela 21), identificou a hipertensão, a diabetes e o excesso de peso como os principais factores de risco coronário. Em comparação com o estudo de Tribak et al. [57]a nossa amostra tunisina teve uma maior prevalência de hipertensão (46,5% versus 26,9%), mas uma menor prevalência de dislipidémia (36% versus 58,8%). As diferenças na prevalência de dislipidemia podem dever-se às diferentes definições desta entidade entre os estudos.

2.1.1. Diabetes tipo 2

Não se registou uma associação estatisticamente significativa entre a diabetes tipo 2 e a morbilidade e mortalidade pós-CAP. No entanto, o Euroscore II considera que a diabetes com insulina é um fator de previsão da mortalidade a 30 dias após o CAP [22].

2.1.2. Hipertensão

Não foi encontrada correlação estatisticamente significativa entre hipertensão arterial e morbi-mortalidade após CRM com FEVE reduzida, confirmando os resultados prévios de Clough et al. [77]. Entretanto, a hipertensão isolada tem sido associada a um aumento de 40% no risco de morbidade pós-operatória em alguns estudos [78]. Um aumento na pressão de pulso também tem sido correlacionado com resultados desfavoráveis [84]. Finalmente, é de salientar que a hipertensão arterial foi identificada como um fator de risco de mortalidade precoce em doentes em hemodiálise submetidos a cirurgia de revascularização miocárdica [79].

2.1.3. Excesso de peso

58% dos doentes tinham excesso de peso e 18% eram obesos. [22]A mediana do IMC foi de 26 kg/m , variando entre 14 e 36 kg/m . Para além disso, 3% dos doentes tinham peso a menos.

O excesso de peso não foi preditivo de mortalidade ou MACCE. No entanto, correlacionou-se significativamente com insuficiência renal aguda e infeção pós-operatória.

Estes resultados são parcialmente consistentes com a literatura existente. É geralmente aceite que a obesidade é um fator de risco para complicações pós-operatórias e mortalidade em doentes com disfunção ventricular esquerda submetidos a cirurgia de revascularização miocárdica [80-82]. A obesidade, caracterizada por um IMC igual ou superior a 30 kg/m2 , tem sido associada a um aumento da morbilidade pulmonar após cirurgia de revascularização miocárdica [83] e a obesidade grave (IMC ≥ 40 kg/m2) foi identificada como um fator de risco para o prolongamento do internamento hospitalar [84].

No entanto, a relação entre a obesidade e os resultados pós-PAC permanece pouco clara, com estudos recentes a sugerir que o aumento do IMC não prevê necessariamente um aumento da morbilidade [85-88]. Alguns relatos indicaram que apenas a obesidade mórbida é um preditor independente de mortalidade tardia após a CRM [89]. Estas conclusões controversas podem ser devidas à incapacidade de distinguir o verdadeiro excesso de gordura corporal da massa muscular desenvolvida em pacientes com um IMC ligeiramente elevado [90-92].

O impacto do baixo peso nos resultados após a cirurgia de revascularização do miocárdio também foi examinado. Verificou-se que os pacientes magros, com um IMC inferior a 20 kg/m2, apresentavam um risco aumentado de complicações pós-operatórias e mortalidade, em comparação com os indivíduos com peso normal ou excesso de peso [93, 94].

2.2. História da doença coronária

Verificámos que 34% dos doentes tinham antecedentes de eventos coronários agudos, sendo que 21% tinham sido submetidos a angioplastia coronária transluminal. Essa noção de história de infarto do miocárdio também foi encontrada em vários estudos de CRM com FEVE reduzida. No estudo de Youn T.N. et al. [49]51% dos pacientes tinham história de eventos coronarianos agudos, incluindo 14% com história de AIT. Mhiri F. et al. [56] observaram que 90% dos seus doentes tinham tido um enfarte do miocárdio e 24% tinham sido submetidos a revascularização percutânea.

Numa série de operações de bypass coronário em doentes diabéticos tritrunculares, Nauffal et al. [95] observaram que a mortalidade em 5 anos foi duas vezes maior em diabéticos tritrunculares com história de angioplastia coronariana, quando comparados com a mesma população com bypass em artérias nativas. Entretanto, Nauffal et al. [95] não encontraram aumento da mortalidade precoce neste grupo. Estes resultados são consistentes com os de Stevens et al.[96]que não encontraram excesso de mortalidade aos 30 dias após a CRM em pacientes que haviam sido submetidos à angioplastia coronariana pelo menos 15 dias antes da cirurgia.

2.3. Outras localizações vasculares ateromatosas

A prevalência de ACOMI no nosso estudo foi de 14%, o que está de acordo com a maioria dos estudos publicados (3,6% a 24%). Trata-se de uma proporção mais elevada do que a registada por Mhiri F. [56]que foi de 6%.

A prevalência de ateroma da carótida foi de 21%, em comparação com uma história de sete por cento de AIT e AVC não diretamente relacionados com doença ateromatosa da carótida.

Por um lado, o nosso estudo identificou a ACOMI como um preditor de infeção pós-operatória e mortalidade precoce na cirurgia de RM com disfunção ventricular esquerda. Em concordância com alguns estudos que têm demonstrado que a ACOMI pode afetar os resultados a curto e longo prazo da cirurgia de revascularização miocárdica[97, 98].

Por outro lado, a estenose da artéria carótida não foi um preditor de mortalidade ou MACCE, incluindo AVC, possivelmente devido ao tamanho limitado da amostra e ao baixo número de eventos cerebrovasculares pós-operatórios. Foi, no entanto, estatisticamente associada a infecções pós-operatórias.

Na literatura, a estenose da artéria carótida interna extracraniana é um fator de risco para AVC perioperatório em doentes submetidos a cirurgia de revascularização miocárdica. [99]. O risco de AVC varia entre 3% e 10% para uma estenose de 50% a 80% e chega a 22% para uma estenose >80%. [100]. O rastreio pré-operatório com ecografia Doppler das artérias carótidas está recomendado em determinados doentes propostos para cirurgia de revascularização miocárdica, particularmente naqueles com idade superior a 65 anos ou com determinados factores de risco, como doença coronária tritruncal, hipertensão arterial, CCOMI, tabagismo, história de AVC e diabetes [101]. [101].

2.4. Insuficiência renal crónica

A prevalência de DRC no nosso estudo foi de 23%, enquanto Mhiri et al. [56] relataram uma prevalência maior, de 62%. Estes resultados superam em muito os observados em estudos internacionais de CRM em pacientes com FEVE reduzida, onde as taxas variam de 4,5% a 13,2%. Essa diferença pode ser explicada pela alta prevalência de hipertensão arterial (HA) e diabetes na Tunísia, bem como pelo manejo terapêutico menos efetivo[102]. De facto, é de notar que apenas 51% dos doentes hipertensos atingem os seus objectivos terapêuticos, de acordo com os dados do estudo nacional NaTuRe HTN [102].

Além disso, a disfunção sistólica do VE poderia levar a uma síndrome cardio-renal, o que poderia contribuir para o aumento da prevalência da DRC. [103].

É de notar que a DRC influencia a gestão da cirurgia de revascularização do miocárdio e da insuficiência cardíaca crónica, afectando a prescrição de medicamentos.[104]. É necessária uma abordagem individualizada, tendo em conta o estado renal inicial e a gravidade da DRC.

A DRC foi identificada como um fator preditivo de mortalidade precoce e MACCE tardia, de acordo com a literatura[103, 105]. No entanto, não encontrámos uma correlação estatisticamente significativa entre a mortalidade e a gravidade da DRC ou a transição para diálise, apesar da relação significativa entre diálise e infecções pós-operatórias. Estes resultados são parcialmente consistentes com os de Minakata et al.[106]que sugerem uma correlação entre o risco de infeção, a mortalidade precoce e o estádio da doença renal crónica.

Na literatura sobre CRM com FEVE reduzida, a DRC tem sido identificada como um fator de risco pós-operatório para complicações cardiovasculares, infecções e mortalidade [105, 107-111].

Os nossos resultados sublinham a importância de uma gestão multidisciplinar para otimizar o tratamento pré e pós-operatório destes doentes.

2.5. História respiratória

Quinze por cento dos pacientes apresentavam bronquite crónica, uma prevalência muito semelhante às relatadas na literatura, que variam de 7,0% [57] à 12,8% [41].
A DPOC é comum em pacientes submetidos à cirurgia de revascularização do miocárdio e pode complicar o manejo perioperatório e o prognóstico. Apesar da prevalência da DPOC, nosso estudo não demonstrou relação estatística entre antecedentes pulmonares e morbidade e mortalidade pós-operatória. Nossos resultados são consistentes com alguns estudos [112, 113]. No entanto, a literatura reconhece a DPOC como um fator preditivo de morbilidade e mortalidade tardia pós-cirurgia de revascularização miocárdica, particularmente nas formas graves submetidas a corticoterapia sistémica ou em doentes com idade superior a 75 anos. [114-116]. Esta comorbilidade pode levar a várias

complicações pós-operatórias, como a incapacidade de desmame da ventilação mecânica, deiscência esternal, arritmias cardíacas e prolongamento do tempo de permanência nos cuidados intensivos [115].[115].

O tratamento preventivo para doentes com DPOC de risco moderado demonstrou ser eficaz, melhorando os resultados pós-operatórios e reduzindo as complicações e os eventos adversos. Um protocolo de preparação pré-operatória é, portanto, recomendado para pacientes agendados para CRM. [117].

Tabela 21: Caraterísticas clínicas dos doentes com disfunção sistólica do ventrículo esquerdo submetidos a cirurgia de revascularização do miocárdio: Revisão da literatura

Estudo	**Idade média (anos)**	**Mulheres (%)**	**Fumadores (%)**	**Diabetes tipo 2 (%)**	**HTA (%)**	**Dislipidemia (%)**	**Excesso de peso (%)**	**DPOC (%)**	**IRC (%)**	**AIT/ACVC (%)**	**ACOMI (%)**	**HISTÓRIA DE MI (%)**	**ATCDATL (%)**
Arom K.V. et al. [41]	±66 11.6	15,3	18,8	33,8	53,4	-	7,5	12,8	-	-	12,0	-	-
Shennib H. et al.[42]	±64.5 9.9	5,2	29,0	41,9	41,9	54,8	-	3,2	9,7	6,5	6,5	74,2	-
Ascione R. et al. [43]	65,0	4,0	75,0	23,0	53,0	74,0	-	9,0	-	15,0	17,0	79,0	-

Estudo	Idade média (anos)	Mulheres (%)	Fumadores (%)	Diabetes tipo 2 (%)	HTA (%)	Dislipidemia (%)	Excesso de peso (%)	DPOC (%)	IRC (%)	AIT/ACVC (%)	ACOMI (%)	HISTÓRIA DE MI (%)	ATCDATL (%)
Hillis G.S. [44]	69	24,0	21	40	65	-	-	-	52	-	-	69	16
Darwazah A.K. et al. [45]	±58.7 9.4	16,7	52,4	52,4	45,2	31,0	-	9,5	9,5	4,8	3,6	50,0	-
Sharoni E. et al. [46]	±63.0 10.6	10,2	35,0	38,0	68,0	-	-	23,0	12,0	-	-	77,0	4
Wu et al [47]	±60.5 7.5	7,9	47,4	38,9	62,5	27,7	-	7,1	13,2	8,5	10,7	57,5	17,5
Filsoufi F. et al. [48]	±65.0 11.0	23,6	-	46,0	77,0	-	20,0	10,0	8,0	8,0	19,0	78,0	14
Youn T.N. et al.[49]	±62.0 9.2	9,8	37,7	49,1	49,1	41,5	3,8	5,7	13,2	7,5	11,3	50,9	13,2

Estudo	Idade média (anos)	Mulheres (%)	Fumadores (%)	Diabetes tipo 2 (%)	HTA (%)	Dislipidemia (%)	Excesso de peso (%)	DPOC (%)	IRC (%)	AIT/ACVC (%)	ACOMI (%)	HISTÓRIA DE MI (%)	ATCDATL (%)
Attaran S.[50]	66,1	14,8	19,5	32,5	61,8	92,4	-	42,4	12,6	11,1	20,2	17,0	-
Caputti G.M. et al. [51]	±67.0 2.0	10,6	25,9	33,9	52,7	42,8	7,1*	11,6	8,9	7,1	12,5	35,7	-
Emmert M.Y. et al.[62]	±63.0 9.0	23	59	48	24	-	-	3,0	-	-	12,0	39,0	-
Keeling W.B. et al. [53]	64,0	16,1	-	52,3	84,1	-	-	33,1	-	16,0	19,1	66,5	-
Ueki C. et al. [54, 118]	±65.7 10.2	7,1	65,4	64,5	73,6	59	-	10,6	-	13,2	18,7	61,1	24,6
Wang et	61	11,6	47,7	15,9	63,6	72,7	56,8	11,3	4,5	63,6	-	65,9	11,3

Estudo	Idade média (anos)	Mulheres (%)	Fumadores (%)	Diabetes tipo 2 (%)	HTA (%)	Dislipidemia (%)	Excesso de peso (%)	DPOC (%)	IRC (%)	AIT/ACVC (%)	ACOMI (%)	HISTÓRIA DE MI (%)	ATCDATL (%)
al [55]													
Tese MHIRI F. [56]	63,5	24,0	70,0	58,0	58,0	30,0	30,0	-	62,0	6,0	6,0	90,0	24,0
Tribak M. et al. [57]	57,5 ± 7,6	7,0	58,8	48,5	26,9	58,8	7	1,7	-	2,9	24,5	85,3	12,2
O nosso estudo	**60,5 ±7,5**	**12**	**69,0**	**54,7**	**46,5**	**36,0**	**58,8**	**15,0**	**23,2**	**6,8**	**13,6**	**34,2**	**20,5**

DCV: Doença Arterial Obliterativa Crónica dos Membros Inferiores, **AIT:** Ataque Isquémico Transitório, Antecedentes, **AAT:** Angioplastia Transluminal**, AVC:** Acidente vascular cerebral, **DPOC:** Doença pulmonar obstrutiva crónica, **HTA:** Hipertensão arterial, **IM:** Enfarte do miocárdio**, DRC:** Insuficiência renal crónica.

2.1. Apresentação clínica

2.1.1. Circunstâncias da descoberta

Neste estudo, a prevalência foi de 52% para o NSTEMI, 18% para o STEMI e 4% para a síndrome coronária crónica. Dos 27% de doentes com sinais clínicos de insuficiência cardíaca congestiva aguda no pré-operatório, 90% foram admitidos por enfarte do

miocárdio. Estas taxas foram semelhantes às do Hospital Universitário de Sfax [56] que foram de 56% para NSTEMI, 16% para STEMI e 8% para síndrome coronária crónica.
Em dois estudos canadianos recentes sobre revascularização do miocárdio em doentes com FEVE reduzida [119, 120]a apresentação clínica dos doentes propostos para revascularização do miocárdio foi dominada pelo enfarte do miocárdio (39%) na província de Alberta, enquanto que em Toronto os síndromes coronários crónicos foram mais comuns (37,2%). Estas variações sugerem uma influência do sistema de saúde e da região geográfica nas circunstâncias da descoberta de cardiopatia isquémica grave com FEVE reduzida.
Em termos de morbidade e mortalidade, um CAP em extrema emergência pós-AVC foi um preditor de mortalidade e MACCE tardia em nosso estudo. Por outro lado, a presença de ICC aguda pré-operatória foi preditiva de um aumento na taxa de mortalidade precoce e da ocorrência subsequente de MACCE tardia.
Os nossos resultados foram contrários a alguns dados da literatura que concluíram que a SCA estava associada apenas a um excesso de mortalidade pós-operatória precoce, com resultados a longo prazo comparáveis aos da angina estável. [121].
A cirurgia de revascularização miocárdica de emergência com bypass e clampagem da aorta induz isquémia seguida de reperfusão miocárdica em miocárdio já isquémico e por vezes sideral, ampliando o território das lesões miocárdicas. Este facto é proporcional à duração do bypass e do clamping aórtico. Esta situação complica a saída do bypass e leva frequentemente ao recurso a catecolaminas. No entanto, as catecolaminas, ao mesmo tempo que aumentam a pós-carga e as necessidades metabólicas do miocárdio, podem causar vasoconstrição esplâncnica acompanhada de acidose. Esta acidose reduz a sensibilidade do coração às catecolaminas, criando um círculo vicioso deletério. Embora a utilização de assistência circulatória possa ser uma solução para contrariar este fenómeno, também introduz o seu próprio conjunto de potenciais complicações.
cDe acordo com O'Boyle et al, observa-se um aumento da incidência de eventos cardíacos major e maior mortalidade intra-hospitalar em pacientes com Troponina I pré-operatória >0,15ng/ml [122].
O limiar de três meses entre a SCA e a data da cirurgia de revascularização do miocárdio é um dos parâmetros para estimar a mortalidade precoce utilizando o Euroscore II, evidenciando que a cirurgia de bypass realizada nos três meses seguintes a um enfarte do miocárdio apresenta um risco mais elevado em comparação com um enfarte mais

precoce. [22]. Num estudo recente, verificou-se que os doentes operados nas primeiras 48 horas após o enfarte do miocárdio apresentavam uma taxa de mortalidade semelhante aos operados entre os dias três e sete, sugerindo que pode ser viável encurtar o tempo entre o enfarte do miocárdio e a cirurgia de revascularização em alguns doentes [123]. De acordo com uma meta-análise de Lang et al.[124] em 2022, recomenda-se, se possível, adiar a CRM por pelo menos 24 horas após o infarto do miocárdio. No entanto, o momento da cirurgia de bypass não parece influenciar a mortalidade em pacientes com IAMSST. Além disso, não foi observada diferença estatística no infarto do miocárdio perioperatório ou acidente vascular cerebral entre procedimentos precoces e tardios[124].

2.1.2. Exame físico

A presença de dispneia de esforço NHYA 3 foi um fator de risco para a mortalidade pós-operatória precoce. Estes resultados são consistentes com os de Larusso et al. que demonstraram que a dispneia pré-operatória NYHA III ou IV avançada era um fator de risco independente para a mortalidade pós-operatória precoce.[125].

3. Exames complementares

3.1. Exames complementares não invasivos

3.1.1. Dados do eletrocardiograma

Cinco por cento apresentavam fibrilação atrial, o que está de acordo com as prevalências observadas em outras séries da literatura, geralmente variando entre 5 e 12%. [51, 56, 57]. Relativamente ao bloqueio completo de ramo esquerdo (BCRE), 7% dos doentes apresentavam este distúrbio de condução, valor semelhante à taxa de 6% reportada por Mhiri et al.[56].

3.1.2. Dados biológicos pré-operatórios

3.1.2.1. Anemia pré-operatória

Neste estudo, 16% dos pacientes apresentavam anemia no pré-operatório. Esta condição, particularmente durante a cirurgia cardíaca sob CEC, pode aumentar o risco de complicações devido à redução da capacidade do sangue em transportar oxigénio[126].

Além disso, a própria CEC pode causar hemodiluição, o que pode levar à anemia mesmo em pacientes sem anemia pré-existente.

As complicações associadas à anemia durante e após a cirurgia de bypass coronário incluem o aumento do risco de infeção, a diminuição da função imunitária, a diminuição da função cardíaca, bem como o prolongamento do internamento hospitalar e o aumento da mortalidade. [127]. Uma das principais conseqüências da anemia é a necessidade de transfusão. Se a transfusão é intrinsecamente prejudicial, mais ainda o é num contexto de intensa inflamação induzida pela cirurgia de bypass. Numerosos estudos têm demonstrado que a transfusão de mais de dois sacos é preditiva de morbilidade e mortalidade[128, 129]. Assim, é importante verificar a presença de anemia no pré-operatório, tendo em conta a urgência da situação. O objetivo desta abordagem não é apenas tratar a anemia para prevenir os seus efeitos adversos, mas também identificar a causa, que pode ser uma condição que favorece a hemorragia no contexto da CEC associada à heparina.[130]

Durante a fase pré-operatória, é também importante otimizar o estado hematológico do doente, incluindo a correção de deficiências de ferro, vitamina B12 e factores de produção de glóbulos vermelhos. Durante a cirurgia, podem ser utilizadas técnicas de autotransfusão para gerir a anemia [131].

3.1.2.2. Hemoglobina glicada pré-operatória

Noventa e cinco por cento dos doentes diabéticos tinham uma diabetes mal controlada antes da cirurgia, com uma HbA1c média de 8,9±2,2%. Este parâmetro teve uma boa sensibilidade e especificidade na previsão da mortalidade tardia, sendo que uma HbA1c > 9% teve um OR = 30. Estes resultados concordam com os de Agarwal GR et al. [132] que verificaram que um nível de HbA1c > 8% era preditivo de mortalidade com um OR = 3,25, bem como outros estudos que demonstraram um aumento de quatro vezes no risco de mortalidade para um nível de HbA1c > 8% [133]. Estes dados confirmam a necessidade crucial de um controlo glicémico ótimo antes da cirurgia. A HbA1c elevada está associada a um risco acrescido de complicações pós-operatórias e de morte. A diabetes mal controlada é preditiva de mediastinite, uma infeção grave com uma elevada taxa de morbilidade e mortalidade.

A escolha do tipo de enxerto cardíaco também deve ter em conta este parâmetro. Se o doente tiver diabetes mal controlada, é aconselhável evitar a utilização de um enxerto mamário duplo, uma vez que tal poderia aumentar o risco de mediastinite. No entanto, é importante notar que a diabetes mal controlada não é uma contraindicação absoluta, mas acarreta riscos significativos documentados [134]. Para pacientes estáveis, qualquer procedimento deve ser adiado até que o controlo da diabetes seja alcançado, o que é essencial para melhorar os resultados e minimizar os riscos.

Além disso, os pacientes com diabetes tipo 2 tratados com insulina tiveram uma taxa de mortalidade mais elevada e uma taxa de MACCE pós-CAP mais elevada do que os pacientes tratados com antidiabéticos orais [135].

Em nosso estudo, a HbA1c pré-operatória não foi identificada como um preditor significativo de morbidade ou mortalidade precoce. Estas observações são consistentes com os resultados de alguns estudos que sugerem que os resultados imediatos após CABG em doentes diabéticos não são necessariamente influenciados pelo nível de controlo glicémico pré-operatório ou pela modalidade de tratamento, mas sim por uma rigorosa monitorização glicémica perioperatória [136]. Além disso, a gestão óptima da diabetes mellitus e das comorbilidades cardiovasculares associadas, juntamente com a cessação do tabagismo, são factores-chave para maximizar a sobrevivência a longo prazo nesta população. [137, 138].

3.2. Dados ecocardiográficos

3.2.1. Fração de ejeção sistólica do ventrículo esquerdo pré-operatória

Sessenta e quatro por cento dos doentes tinham uma FEVE entre 36% e 40%, enquanto 36% tinham uma FEVE ≤ 35%. Estes resultados foram próximos dos de Mhiri et al. [56] que observaram proporções de 78% e 22%, respetivamente.

A média da FEVE observada em nosso estudo foi de 37 ± 3%, o que se aproxima das médias relatadas por outros estudos que adotaram a mesma metodologia de pesquisa (FEVE ≤ 40%). Por exemplo, Wang et al. [55] encontraram uma FEVE média de 34,9 ± 4,5%, enquanto Mhiri et al. [56] relataram um valor de 34,9%.

Está bem estabelecido que a FEVE pré-operatória é um importante preditor de mortalidade precoce e tardia após a cirurgia de revascularização miocárdica. Apesar dos avanços no tratamento e nas técnicas cirúrgicas, o manejo de pacientes com FEVE reduzida permanece um desafio. [36, 44, 139].

As pontuações de risco actuais (Euroscore II, STS score) identificam a FEVE como um poderoso preditor de mortalidade intra-operatória e aos 30 dias [22, 140].

De acordo com a investigação atual, uma FEVE pré-operatória reduzida é um indicador importante de complicações pós-cirurgia de revascularização miocárdica. A realização deste procedimento sob clampagem aórtica está associada a morbilidade e mortalidade significativas, uma vez que esta técnica requer isquémia do miocárdio. Quando a pinça é retirada, ocorre a sideração do miocárdio, uma consequência inevitável da isquémia prévia. A extensão dessa sideração está diretamente correlacionada com a duração do pinçamento e modulada pela qualidade da proteção miocárdica fornecida durante o procedimento cirúrgico.

No caso de uma FEVE previamente colapsada, as repercussões clínicas podem tornar-se óbvias nas primeiras horas de pós-operatório. Pode resultar em insuficiência ventricular esquerda, por vezes evoluindo para síndrome de baixo débito cardíaco pós-operatório, ou mesmo choque cardiogénico refratário e fatal.

O aparecimento de qualquer uma destas complicações irá, sem dúvida, prolongar a permanência do doente na unidade de cuidados intensivos e a necessidade de ventilação mecânica, expondo-o ainda mais a complicações nosocomiais, entre as quais se destaca a pneumonite infecciosa.

Além disso, neste contexto de fragilidade cardíaca, as infecções podem ser particularmente graves. O stress oxidativo induzido pela sépsis, associado ao aumento das necessidades metabólicas e à diminuição da extração de oxigénio, coloca o coração à prova. Um miocárdio já em falência teria dificuldade em responder a estas exigências acrescidas, o que poderia agravar o quadro clínico [141-143].

O impacto do valor numérico da FEVE pré-operatória na morbidade e mortalidade pós-operatória não pôde ser estabelecido neste estudo. Essa limitação pode ser devida ao desenho do estudo, que incluiu apenas pacientes com FEVE reduzida, à predominância de pacientes com FEVE de 40% e ao pequeno tamanho da amostra.

Em doentes com uma FEVE ≤ 35%, a CABG demonstrou ser superior ao tratamento médico isolado. Melhorou a qualidade de vida e aumentou a sobrevivência a longo prazo, tal como demonstrado pelo estudo de referência Coronary Artery Surgery Study (CASS)

[144] e, mais recentemente, o estudo Surgical Treatment for Ischemic Heart Failure (STICH) [35, 61].

3.2.2. Estudo da viabilidade do miocárdio

O estudo do miocárdio hibernante é fundamental para avaliar a reversibilidade da disfunção do VE após a reperfusão miocárdica. Vários métodos de imagem, como o ecocardiograma com dobutamina, a cintilografia miocárdica e a ressonância magnética cardíaca, têm sido propostos. [145]. Estes exames também facilitam a seleção de doentes elegíveis para revascularização miocárdica em casos de disfunção ventricular grave, e podem potencialmente simplificar o procedimento cirúrgico, reduzindo o número de eixos coronários alvo de cirurgia de bypass [57, 146].

Neste estudo, 52% dos doentes apresentavam acinesia ou hipocinesia miocárdica grave no ecocardiograma de repouso. No entanto, esta avaliação apenas afectou um em cada quatro doentes. Estes valores estão próximos dos resultados do estudo de Mhiri et al. e estão abaixo do que tem sido reportado por estudos marroquinos e outros estudos internacionais [57, 147].

O impacto da presença de viabilidade miocárdica na revascularização e sobrevivência de doentes com cardiomiopatia isquémica é objeto de debate. Enquanto alguns estudos demonstraram a sua importância na previsão da melhoria funcional após revascularização, outros, como o estudo STICH, questionaram o seu impacto prognóstico [148].

O ensaio STICH, que envolveu 1221 doentes em 99 centros de 22 países durante um período de 10 anos, comparou a cirurgia de revascularização do miocárdio com tratamento médico em doentes com doença cardíaca isquémica com FEVE≤35% [8, 61]. Não se verificou benefício significativo na sobrevivência dos doentes com viabilidade miocárdica submetidos a revascularização, em comparação com os que receberam apenas tratamento médico optimizado [148]. No entanto, este ensaio tem as suas limitações, em particular o facto de reunir resultados de diferentes técnicas de imagem, apesar das suas diferenças de especificidade[148]. Apesar dos resultados do estudo STICH, outros estudos confirmaram os benefícios da revascularização de territórios miocárdicos viáveis identificados por técnicas de imagem como o ecocardiograma de stress com dobutamina [149-155].

Neste estudo, os testes de viabilidade cardíaca foram essenciais para as decisões cirúrgicas:

1. Determinação da necessidade de cirurgia de bypass: A viabilidade de certas áreas apoiou a decisão de efetuar o bypass.
2. Otimização da abordagem cirúrgica: Noutras situações, a falta de viabilidade influenciou a decisão de limitar o número de enxertos, resultando numa operação mais direcionada, mais curta e potencialmente menos arriscada.
3. Avaliação do enfarte e revascularização: Alguns exames ajudaram a identificar o estado do enfarte. A RM cardíaca revelou obstrução microvascular, daí a não colocação de uma ponte a jusante da oclusão crónica da artéria coronária que serve este território inviável.

Em conclusão, os testes de viabilidade cardíaca têm permitido uma avaliação precisa e personalizada do estado do miocárdio em doentes com vários tipos de doença coronária. Esta informação tem sido decisiva na orientação e otimização das decisões cirúrgicas, permitindo intervenções mais dirigidas e potencialmente mais eficazes [57, 147].

3.3. Exames invasivos adicionais

3.3.1. Dados de angiografia coronária

Oitenta e dois doentes apresentavam lesões tritrunculares e 19% uma lesão grave (>50%) do TCG, enquanto as lesões mono ou bi-trunculares representaram apenas 8% dos casos. O estado tritruncular ou uma lesão do TCG foram preditivos de mortalidade pós-operatória precoce, em concordância com os dados da literatura [156].

Observando a Tabela 22, verificamos que a maioria dos doentes com disfunção ventricular esquerda referenciados para cirurgia cardíaca eram tritruncais. Estes resultados são globalmente consistentes com outros estudos internacionais.

Mesa 22 Análise da distribuição do status coronariano dos pacientes de acordo com a literatura.

	Estado truncular			TCG+
Estudo	**MONO**	**BI**	**TRI**	
Hillis G.S. et al. **[44]**	_	_	81	32
Darwazah A.K. et al. **[45]**	6	18	76	_
Sharoni E. et al. **[46]**	55	20	74	_

Estudo	Estado truncular			TCG+
	MONO	BI	TRI	
Wu et al **[47]**	4	16	80	17
Filsoufi F. et al. **[48]**	4	18	78	
Youn T.N. et al.**[49]**	_	_	87	30
Attaran S.**[50]**	_	_	90	_
Ueki C. et al. **[118]**	_	_	84	36
Wang et al **[55]**	1	7	92	25
Mickleborough L. et al. **[157]**	2	18	80	11
Tese MHIRI F. **[56]**	6	28	66	44
Tribak M. et al. **[57]**	4	25	70	18
O nosso estudo	**1**	**17**	**82**	**19**

TCG+: Envolvimento do tronco da coronária comum esquerda

Embora o nosso estudo não tenha demonstrado uma correlação direta significativa entre a mortalidade global e a calcificação coronária, este fator foi preditivo da deterioração pós-operatória da FEVE. Um preditor independente de mortalidade.

Estes resultados estão de acordo com trabalhos anteriores, como o de Ertelt et al. [158]onde a presença de calcificação coronária grave foi um preditor independente de resultados isquémicos adversos, incluindo MACCE e mortalidade ou enfarte do miocárdio.

Os nossos resultados poderiam ser explicados pelo facto de a calcificação reduzir a elasticidade vascular, afectando assim a perfusão coronária e as funções vasomotoras. Apesar de uma cirurgia de bypass eficaz, a disfunção endotelial distal, um leito distal pobre e êmbolos calcificados podem aumentar a taxa de isquémia. Além disso, vasos gravemente calcificados podem tornar as anastomoses vasculares mais complexas, prolongar o tempo do procedimento e reduzir a qualidade do enxerto[158, 159]. A calcificação pode também limitar a revascularização completa, que está geralmente associada a melhores resultados a longo prazo. Finalmente, a calcificação grave pode indicar aterosclerose sistémica agressiva, associada a um mau prognóstico [158, 159].

É de salientar que a presença de calcificação significativa ou de reestenose iterativa do stent pode colocar desafios técnicos aos procedimentos de dilatação coronária percutânea, podendo reduzir a sua eficácia ou aumentar os riscos. Nestas situações, a cirurgia cardíaca pode ser considerada uma alternativa mais apropriada para garantir uma revascularização adequada[2].

Em conclusão, é essencial ter em conta o perfil individual do doente, os recursos disponíveis e os potenciais riscos e benefícios na escolha do tratamento ideal. Uma decisão partilhada entre o doente e a equipa médica, baseada numa avaliação exaustiva da situação clínica e das opções disponíveis, é crucial para determinar a melhor abordagem terapêutica em cada caso específico.

3.4. Tratamento Terapia antiplaquetária

Sessenta por cento dos pacientes admitidos por SCA receberam clopidogrel como pré-tratamento antes da angiografia coronária, e este tratamento é geralmente interrompido cinco dias antes do procedimento. De facto, em doentes submetidos a CABG menos de 5 dias após o último tratamento com clopidogrel, observou-se uma incidência significativamente maior de reintervenções, hemorragia major e complicações relacionadas com hemorragia. [160].

Por este motivo, a cirurgia coronária sob clopidogrel deve ser reservada para indicações extremamente urgentes. Uma abordagem individualizada baseada no contexto clínico de cada paciente pode ser necessária para orientar a decisão terapêutica.

3.4.1. Tratamento da insuficiência cardíaca crónica

Este estudo revela um tratamento inadequado da insuficiência cardíaca em pacientes antes da cirurgia cardíaca. Apenas 92% dos doentes estavam a tomar beta-bloqueadores e inibidores da ECA, e menos de 80% estavam a receber um beta-bloqueador especificamente validado para a insuficiência cardíaca. Para além disso, apenas 15% dos doentes tomavam anti-aldosterona. Além disso, 27% apresentavam sinais de congestão cardíaca que exigiam um diurético de ansa no momento da operação. De acordo com as últimas recomendações do CES [3]este tratamento era sub-ótimo. No entanto, é importante referir que o nosso estudo decorreu num período de 10 anos, de 2012 a 2021, período durante o qual foram emitidas sucessivas recomendações, levando a rápidas alterações nos protocolos e no tempo de início do tratamento da insuficiência cardíaca. Estes factores podem explicar em parte o subtratamento observado. É também importante referir que 70% dos doentes foram submetidos a cirurgia de revascularização miocárdica na sequência de uma síndrome coronária aguda, deixando pouco tempo para otimizar o tratamento antes da cirurgia.

Para melhorar a gestão da ICC antes da cirurgia, é essencial cumprir as actuais recomendações da ESC sobre o tratamento medicamentoso da ICC crónica. O momento da cirurgia também deve ser considerado, exigindo uma estreita colaboração entre cardiologistas e cirurgiões cardíacos para adaptar o tratamento prévio à cirurgia ao tempo disponível. Um exame pré-operatório completo, incluindo a avaliação da função e congestão do VE, é essencial para determinar as melhores estratégias de tratamento. Estudos futuros poderão também avaliar o impacto dos protocolos de otimização do tratamento pré-operatório da ICC nos resultados pós-operatórios.

3.4.2. Suporte hemodinâmico pré-operatório

Neste estudo, sete por cento dos doentes receberam profilaxia pré-operatória com Levosimendan, e um doente foi tratado com dobutamina antes de ser mudado para Levosimendan devido a uma condição pré-operatória de baixo débito cardíaco.

O levosimendan é um sensibilizador de cálcio que ativa o canal de potássio dependente do trifosfato de adenosina (ATP) e tem propriedades inotrópicas positivas, vasodilatadoras e cardioprotectoras.[161, 162]. Aumenta a sensibilidade dos cardiomiócitos ao cálcio e pode também prolongar os seus efeitos farmacodinâmicos através da inibição da fosfodiesterase III [163].

Para além da sua indicação inicial para a IC aguda descompensada, é também utilizada pelo seu efeito benéfico na função renal [164, 165].

Uma meta-análise efectuada por Harrison et al. indicou que a utilização de Levosimendan está associada a uma redução da mortalidade, com um benefício mais pronunciado nos doentes com FEVE reduzida.[166].

Recentemente, três ensaios clínicos multicêntricos, aleatorizados e controlados por placebo (LICORN[167]CHEETAH[168] e LEVO-CTS[169]) foram publicados. O LICORN[167]que avaliou a eficácia do Levosimendan na redução da incidência de SBDC pós-operatório em 336 pacientes com FEVE ≤ 40% submetidos à CRM, não alcançou significância estatística para o desfecho primário composto. No entanto, entre os desfechos secundários, a duração da terapia catecolamínica pós-operatória foi menor no grupo Levosimendan[167].

Os ensaios CHEETAH[168]e LEVO-CTS[169] não mostraram diferença significativa na mortalidade em 30 dias entre os grupos Levosimendan e placebo em pacientes com SBDC pós-operatório. No entanto, os pacientes tratados com Levosimendan tiveram menos eventos de baixo débito cardíaco no pós-operatório e necessitaram de menos suporte inotrópico do que o grupo placebo.

Com base nestes dados, um parecer de peritos em 2018[170] concluiu que o levosimendan é um agente seguro e eficaz para o tratamento de doentes submetidos a cirurgia cardíaca que necessitam de suporte inotrópico. No entanto, os benefícios de mortalidade foram estatisticamente significativos apenas em certos subgrupos, como pacientes submetidos a CRM isolada e aqueles com FEVE reduzida. A mesma observação foi feita em 2022 por Caruba et al.[171].

Apesar de alguns resultados positivos, o efeito do Levosimendan não é tão grande como se supunha em estudos anteriores. Consequentemente, esta molécula não pode, de momento, ser recomendada para uso rotineiro, especialmente devido ao seu elevado custo. [170].

Um estudo recente avaliou o impacto do momento da administração de Levosimendan em doentes de alto risco com SBDC submetidos a cirurgia cardíaca. A administração pré-operatória de Levosimendan reduziu significativamente a mortalidade intra-hospitalar, bem como a duração da ventilação mecânica e a necessidade de terapia de substituição renal. Isto sugere que o "recondicionamento" com Levosimendan pode ser benéfico nestes doentes de alto risco. No entanto, são necessários mais ensaios clínicos aleatórios para confirmar estes resultados promissores[172].

3.5. Previsão pré-operatória da mortalidade precoce através do Euroscore II e da pontuação STS

Desde a revisão de 2011, o Euroscore II tem sido amplamente utilizado na Europa para estimar o risco de mortalidade no prazo de 30 dias após a cirurgia cardíaca. [20-22]. Em nosso estudo, o risco médio de mortalidade previsto pelo Euroscore II foi de 2,81 ± 2,1%, com mediana de 2%, enquanto a mortalidade real em 30 dias foi de 20%.

No estudo marroquino de Tribak et al.[57]esta média foi de 2,3 ± 1,9 (0,7-13). Outro estudo efectuado por Mhiri et al. [56] no CHU Habib Bourguiba em Sfax, mostrou um risco teórico médio de 2,8%, com uma mortalidade intra-operatória efectiva de 4%.

Em 2018, Bouabdallaoui et al. [173] tentaram recalcular os scores preditivos de risco operatório, focando em particular o Euroscore II e o STS score, para os 814 doentes do ensaio STICH entre 2002 e 2007. A mediana do Euroscore II nos dois grupos foi de 2,4% e 2,9%, respetivamente, com uma mortalidade real aos 30 dias de 4,8% e 3,5%.

Para o score STS, no nosso estudo, a média de mortalidade prevista aos 30 dias foi de 1,3 ± 1,07%, com extremos de 0,42% e 6,69%, e uma mediana de 0,88%. Este risco foi subestimado em comparação com o Euroscore II. Bouabdallaoui et al. [173] descobriram que o escore STS também subestimava a mortalidade prevista em comparação com o Euroscore II.

Parece que as pontuações preditivas de mortalidade aos 30 dias, como o Euroscore II e a pontuação STS, dão resultados menos precisos para subpopulações específicas de alto risco, como aquelas com FEVE comprometida. Isto poderia ser explicado pelo facto de estes modelos não terem sido concebidos para avaliar com precisão o risco de mortalidade cirúrgica em subgrupos específicos onde predominam determinados factores de risco, não incluídos nestas pontuações. No entanto, este achado tem sido objeto de debate entre os investigadores até à data [173].

No contexto desta investigação, as duas pontuações - Euroscore II e STS - demonstraram uma correlação estatística significativa com a mortalidade e os principais eventos cardiovasculares a curto prazo. No entanto, a fim de estabelecer um limiar de previsão de mortalidade preciso e relevante para a população tunisina, é imperativo continuar as investigações através de estudos de registo.

3.6. Revascularização cirúrgica

3.6.1. Tempo de funcionamento

Em nosso estudo, o tempo médio para revascularização cirúrgica do miocárdio foi de 62 ± 52 dias após a coronariografia, intervalo comparável ao observado no estudo de Mhiri et al. [56]onde foi de 57,9 ± 61,9 dias.

No entanto, os doentes com estenose do TCG foram operados rapidamente, mesmo na ausência de uma situação de emergência extrema.

Alguns autores estudaram a evolução dos doentes nos dias que antecederam a operação, na tentativa de detetar factores de mau prognóstico e indicações para cirurgia urgente.

Maziak et al. [174] sugeriram que a cirurgia dentro de 10 dias após o diagnóstico para pacientes com estenose significativa do TCG não diminuiu a taxa de mortalidade ou complicações cardíacas maiores e também sugeriram que pacientes estáveis podem esperar pela cirurgia sem aumentar o risco de complicações. Em contraste, Da Rocha et al. [175] identificaram a síndrome coronária aguda como um fator preditivo de mortalidade e eventos cardiovasculares, necessitando de intervenção urgente.

3.6.1. Proteção do miocárdio :

A estratégia operatória foi idêntica para todos os doentes do nosso estudo: cirurgia sob circulação extracorporal, clampagem da aorta e proteção miocárdica por cardioplegia sanguínea fria administrada por via anterógrada, em hipotermia moderada, seguida de reperfusão terminal com sangue quente. Esta é uma abordagem clássica, amplamente utilizada em todo o mundo e dominada pela equipa.

Desde a primeira descrição de paragem cardíaca química reversível em 1955 por Melrose [176]e a primeira proteção miocárdica em 1956 por Lillehe [177]a proteção miocárdica tem estado no centro da inovação em cirurgia cardíaca. A obtenção de um campo operatório sem sangue e imóvel implica no recurso a um procedimento altamente não fisiológico, representado pela cirurgia de bypass e pinçamento da aorta. Este procedimento tem um número significativo de efeitos indesejáveis, o mais crítico dos quais é a isquémia-reperfusão cardíaca responsável pela sideração ou necrose do miocárdio.

Estes fenómenos são exacerbados em corações propensos a isquémia devido a lesões coronárias e as consequências são ainda mais graves em caso de disfunção ventricular pré-operatória.

Após 70 anos de inovação, existem várias opções à disposição da equipa cirúrgica para assegurar a proteção do miocárdio sob pinçamento aórtico. Estas incluem soluções de cardioplegia, procedimentos de administração e meios farmacológicos.

A cardioplegia com soluções cristalóides puras (com ou sem metabólitos e soluções tampão) ainda é utilizada em cirurgia cardíaca. Embora estas soluções tenham sido as primeiras a ser adoptadas, têm sido criticadas pela sua fraca capacidade de tamponamento e transporte de oxigénio na ausência de sangue.

A cardioplegia com sangue permite a reoxigenação do coração durante a paragem cardioplégica, limita a hemodiluição, oferece uma capacidade tampão superior e uma osmolaridade optimizada, assegura um pH fisiológico, contém elementos antioxidantes e anti-radicais livres e oferece uma facilidade de utilização exemplar, uma vez que estas são caraterísticas naturais do sangue. Apesar destas inegáveis vantagens teóricas, os estudos não demonstraram uma superioridade unânime. [178-181]e várias meta-análises concluíram que as duas soluções são equivalentes em termos de mortalidade e de enfarte pós-operatório, mesmo que tenham sido demonstradas diferenças a nível enzimático ou anatomopatológico[182, 183]

Existe um grande número de soluções de cardioplegia, incluindo a microplegia[184]ou a Del Nido[185]Estas oferecem múltiplas vantagens, mas o seu impacto clínico é ainda variável em função dos estudos (maioritariamente de pequena dimensão), o que não permite um elevado nível de evidência. Da mesma forma, a temperatura de administração da solução de cardioplegia - fria, morna ou quente - também tem sido objeto de debate, sem resultados conclusivos.[186]. No entanto, é importante especificar que os meios mais fisiológicos (soluções sanguíneas, a uma temperatura tão próxima do normal quanto possível) devem ser preferidos para os subgrupos de maior risco, como os doentes com disfunção ventricular esquerda.

A via de administração da cardioplegia também é importante a ser considerada, principalmente na presença de lesões coronarianas do tronco comum esquerdo ou lesões tritruncais.

Este dano coronário complexo, difuso e, por vezes, oclusivo, resultará numa distribuição não uniforme da solução no leito coronário e no miocárdio, pelo menos em teoria, através da via anterógrada clássica (raiz da aorta). Este facto pode ser ultrapassado pela via retrógrada através do seio coronário. No entanto, existem algumas desvantagens:

- A necessidade de implantar cânulas específicas (mais caras) através da aurícula direita sob orientação do ETE, ou a necessidade de abrir a aurícula direita.
- O risco de danos no seio coronário, cuja reparação pode ser complexa.
- Perfusão inconsistente da parede anterior da VD, devido à drenagem insuficiente do seio coronário e das veias mínimas (de Thebesius) que drenam diretamente para as cavidades direitas, e à grande variabilidade anatómica do sistema venoso [187]

Estudos demonstraram que a via retrógrada é eficaz e sem riscos, mas a sua superioridade em relação à via anterógrada continua por provar.[188].

A combinação das vias anterógrada e retrógrada representa um compromisso que compensa as deficiências dos diferentes métodos. A administração através de enxertos venosos também pode ser combinada com estas duas vias. Esta abordagem multimodal tem mostrado resultados interessantes em vários estudos, nomeadamente em casos de lesões coronárias graves ou disfunção ventricular esquerda.[189-191]. No entanto, é necessário considerar os constrangimentos e a complexidade da aplicação destas técnicas.

Existe também um grande número de meios farmacológicos de proteção do miocárdio, como a adenosina, os inibidores do permutador sódio-hidrogénio, a acadesina, a associação glucose-insulina-potássio ou a ciclosporina, cuja eficácia tem sido inconsistente.

A análise da literatura mostra que existem muitos meios de proteção miocárdica, com vantagens e desvantagens específicas, que podem ser combinados de formas muito diversas. Assim, é mais adequado falar de estratégias de proteção miocárdica, a serem adoptadas e dominadas pelas equipas cirúrgicas e moduladas de acordo com as caraterísticas dos doentes, assegurando a maior importância aos tempos de clampagem aórtica e de bypass, que são os principais elos da cadeia de efeitos adversos.

A revascularização miocárdica cirúrgica do coração batido é também uma solução para as consequências nefastas da clampagem da aorta, mas também para a manipulação emboligénica da aorta, a falência de órgãos e as complicações hemorrágicas. Pode ainda ser integrada em soluções minimamente invasivas ou robóticas, muito exigentes em termos de logística e recursos financeiros. Embora a perícia desta técnica tenha evoluído ao longo dos anos, conduzindo a melhores resultados [192]Os resultados não são conclusivos. Têm sido expressas reservas quanto à taxa de revascularização incompleta, enfarte pós-operatório e patência do enxerto[193, 194]. O interesse clínico da disfunção ventricular esquerda é também controverso, em relação às reservas já referidas [195-199]. Este facto explica as recomendações da ESC, que referem que esta prática deve ser reservada a centros de grande volume [2]O mesmo se aplica às técnicas minimamente invasivas e robóticas. Estas são sobretudo técnicas híbridas que combinam a revascularização cirúrgica da AVI com a angioplastia percutânea de outros alvos arteriais. Estas técnicas são certamente promissoras para o futuro, enriquecendo o espetro da cirurgia e mantendo o seu interesse, mas enfrentam dificuldades como a curva de aprendizagem, o volume operatório e o custo.[200, 201].

3.6.2. Escolha do enxerto

Este estudo revelou uma média de 2,6±0,8 anastomoses distais por paciente, comparável àquelas relatadas em outros estudos[39, 42, 45, 47-50, 52, 53, 55-57, 118].

Oitenta e um pacientes receberam pelo menos uma VSI, excedendo os 52% de Mhiri et al. [56]. Apesar da facilidade de uso, o enxerto venoso tem limitações em termos de perviedade a longo prazo, com 40 a 50% de oclusões em 5 anos. [202]. Isso se deve principalmente à degeneração venosa do enxerto e à aterosclerose do enxerto venoso. [203].

Utilizámos sistematicamente o AMIG como enxerto, com 24% dos doentes a beneficiarem de revascularização por duplo bypass mamário interno. Nossos resultados foram semelhantes aos de Ueki [118] e excederam a maioria das taxas relatadas [39, 48, 55-57, 118]. A artéria mamária interna direita foi menos utilizada, apesar de uma patência a 5 anos de 91,2%. [202]. Esta artéria pode ser utilizada de forma pediculada ou como enxerto livre, principalmente para atingir segmentos coronarianos suficientemente distais para um enxerto pediculado.

No contexto específico da disfunção ventricular esquerda, é imperativo focarmo-nos na preservação a longo prazo da durabilidade do enxerto, minimizando os riscos de trombose e degeneração. Ambos os processos podem ter consequências graves, nomeadamente enfarte do miocárdio ou isquémia crónica, que podem agravar ainda mais a disfunção do VE ou desencadear a descompensação da insuficiência cardíaca crónica.

Assim, com o objetivo de melhorar os resultados a longo prazo nos doentes com disfunção ventricular esquerda, foi desenvolvida a revascularização arterial múltipla, privilegiando sobretudo a utilização das duas artérias torácicas internas, mas também da artéria radial e mais raramente da artéria gastroepiplóica (116, 118, 119). Várias técnicas como o Y arterial, anastomoses sequenciais ou enxertos compostos (artéria radial sobre artéria mamária) também foram desenvolvidas para aumentar o número de anastomoses distais [204-207]. A eficácia dos enxertos arteriais compostos foi comprovada [205]mas o uso de veias safenas como enxertos compostos tem dado resultados contraditórios [202, 203, 208-210]. Dados do estudo SAVE RITA [211]não mostraram diferença significativa entre os dois tipos de enxertos em termos de sobrevida global e MACCE. No nosso estudo, apenas um enxerto de veia foi montado em Y num AMIG e este degenerou.

Em conclusão, embora a VSI tenha as suas limitações, continua a ser uma opção frequentemente escolhida para a cirurgia de revascularização miocárdica. Existem várias razões para esta escolha:

1. A revascularização arterial múltipla é dificultada pelo risco de infeção do mediastino quando são utilizadas ambas as artérias mamárias

2. A artéria radial tem caraterísticas específicas, como a tendência para a espasticidade, que requer tratamento farmacológico. Além disso, deve ser utilizada para lesões superiores a 90%. A colheita endoscópica é preferível para minimizar o impacto estético.
3. A colheita da artéria gastroepiplóica apresenta dificuldades.
4. A revascularização arterial é tecnicamente mais complexa.

Estão a ser desenvolvidos esforços contínuos para melhorar a qualidade das ISV e explorar outras opções para melhorar os resultados a longo prazo [203].

3.6.3. Impacto da revascularização incompleta

No nosso estudo, apenas 53% dos doentes foram submetidos a revascularização completa do miocárdio. Foram identificados dois importantes factores predisponentes à revascularização incompleta: a presença de calcificações nas artérias coronárias e a presença de lesões em tandem na artéria interventricular anterior (AIA).

As lesões em tandem caracterizam-se por estreitamentos graves próximos uns dos outros no mesmo vaso coronário, exigindo por vezes uma intervenção específica, especialmente quando subsistem estreitamentos distais. Esta configuração pode tornar o procedimento mais complexo e comprometer a patência do enxerto. Em alguns casos extremos, pode mesmo ser necessário renunciar à cirurgia de bypass devido à gravidade das obstruções nas artérias a jusante.

O principal objetivo da cirurgia de bypass coronário é contornar as lesões de modo a perfundir a jusante. No entanto, a cirurgia em artérias muito calcificadas não é recomendada devido ao risco acrescido de insucesso pós-operatório. Embora existam técnicas de endarterectomia coronária para tratar as calcificações, estas estão frequentemente associadas a resultados decepcionantes e a um risco acrescido de trombose após a operação. É essencial notar que estes factores preditivos podem coexistir, complicando ainda mais a revascularização[198]

A identificação e abordagem destes factores preditivos é crucial para melhorar os resultados cirúrgicos em doentes com doença arterial coronária e FEVE reduzida, de modo a evitar intervenções cirúrgicas que podem não oferecer vantagens significativas em relação à angioplastia percutânea. Para otimizar a revascularização nestes doentes e melhorar a sua qualidade de vida após a cirurgia, são imperativas abordagens inovadoras e um planeamento detalhado.

Ao fazê-lo, podemos evitar comprometer estes doentes com procedimentos cirúrgicos potencialmente arriscados e preferir alternativas menos invasivas, como a angioplastia percutânea, quando apropriado. Em última análise, o principal objetivo continua a ser melhorar a qualidade de vida dos doentes com doença coronária e FEVE reduzida, escolhendo a melhor estratégia de tratamento para cada caso individual.

3.6.4. **Circulação extracorporal e assistência circulatória intra-operatória :**

Comparando nossos dados com a literatura, como mostra a tabela 23, encontramos alguma consistência com os resultados relatados em outros estudos. Identificamos que o CEC prolongado foi preditivo de infecções pós-operatórias e extubação tardia. Esses dois fatores também foram considerados preditivos de MACCE. Além disso, a infeção pós-operatória é, por si só, preditiva de deterioração da fração da FEVE. Além disso, a infeção pós-operatória e a deterioração da FEVE foram identificadas como preditores de mortalidade precoce.

Estes resultados sublinham a importância de uma monitorização rigorosa da duração da cirurgia de bypass e da clampagem da aorta. O prolongamento destes períodos pode, de facto, estar associado a um aumento do risco de complicações pós-operatórias, incluindo infecções e disfunção orgânica. Deve ser dada particular atenção aos doentes que necessitem de assistência circulatória prolongada ou da utilização de um dispositivo de circulação extracorporal (BCPIA), uma vez que estes doentes apresentam potencialmente um maior risco de complicações e mortalidade.

Tabela 23 Avaliação da duração do suporte hemodinâmico de acordo com estudos da literatura.

Estudo	Duração Minutos CEC	Actas do CLAO	BCPIA Postop %	Tempo de intubação Horas
Arom**[41]**	-	-	2,3	33,2±118,6
Mickleborough**[157]**	117,4± 30,7	69,5±17,9	15	-
Shennib**[42]**	91,5±42,2	62,2±19,1	6,5	16.5± 22.4
Ascione**[43]**	-	-	12	-

Hillis**[44]**	88	50		-
Darwazah**[45]**	107.4 ± 29.7	53.7±14.1		-
Filsoufi**[48]**	125 ±40	98± 50	11,9	-
Youn**[49]**	114.5±37.3	89.4±27.4		19.4±12.5
Caputti **[51]**			4,5	22,3
Emmert **[62]**	109±40	53±28	2,5	-
Keeling**[53]**	100.7±36.4	69.8± 28.2	-	-
Ueki**[118]**	153.5±59.1		-	-
Tese MHIRI **[56]**	75,3±25,5	49,2±15,1	-	8,4±15,6
Tribak **[57]**	132 ± 50	62 ± 19	14	-
O nosso estudo	**124±46,5**	**80,1±27,5**	**15**	**6±3**

4. Resultados da cirurgia

4.1. Morbilidade pós-operatória precoce

4.2. Eventos cardiovasculares graves

A Tabela 24 compara as taxas de incidência das principais complicações observadas na série com as da literatura.

Tabela 24: Análise das complicações pós-operatórias precoces na literatura

ESTUDO	IDM	TAMPONNADE	FA	TV/FV	BAV	MÉDIASTINITE	INFECÇÃO	IRA	HEMORRAGIA	TIA/STROKE	SBDC
Arom K.V. [41]	NP	2,3	23	NP	NP	0	NP	NP	3,8	2,3	
Shennib H [42]	4,3	NP	10,9	8,7	NP	NP	10,9	NP	NP	4,3	8,7

ESTUDO	IDM	TAMPONNADE	FA	TV/FV	BAV	MÉDIASTINITE	INFECÇÃO	IRA	HEMORRAGIA	TIA/STROKE	SBDC
Ascione R. **[43]**	NP	NP	21	4	3	9	NP	5	6	2	
Darwazah **[45]**	2,4	NP	4,8	8,3	NP	NP	7,1	7,1	9,5	1,2	9,5
Sharoni E. **[46]**	1	NP	1	NP	NP	NP	NP	5	1	1	
Wu et al **[47]**	1,6	NP	NP	2,7	NP	1,4	NP	1,6	0,8	1,6	3,3
Filsoufi F. **[48]**	1	NP	NP	NP	NP	1	3	1	NP	NP	NP
Youn T.N. **[49]**	3,8	NP	NP	1	NP	NP	NP	NP	3,8	3,8	NP
Attaran S. **[50]**	3,8	NP	29,6	NP	NP	5,7	NP	9,3	4	2,3	NP

ESTUDO	IDM	TAMPONNADE	FA	TV/FV	BAV	MÉDIASTINITE	INFECÇÃO	IRA	HEMORRAGIA	TIA/STROKE	SBDC
Caputti G.M. **[51]**	2,7	NP	NP	NP	NP	NP	10,7	8,7	NP	2,7	8
Emmert M.Y. **[52]**	3,2	0,2	4,2	NP	NP	NP	NP	6,3	6,7	2,3	4,1
Keeling W.B. **[53]**	0,7	NP	22,3	NP	NP	NP	NP	5,8	2,8	1,9	NP
Ueki C. **[118]**	0,6	NP	12,6	NP	NP	3,4	2,2	7,1	3,4	NP	NP
Wang **[55]**	2,2	NP	NP	6,8	NP	2,2	4,5	NP	NP	4,5	2,2
MHIRI F. **[56]**	2,4	NP	4,8	NP	NP	2,3	9,5	17	2,3	0	
Tribak M. **[57]**	1,7	NP	NP	NP	NP	4,6	11,6	NP	4	2,9	10,5

ESTUDO	IDM	TAMPONNADE	FA	TV/FV	BAV	MÉDIASTINITE	INFECÇÃO	IRA	HEMORRAGIA	TIA/STROKE	SBDC
O nosso estudo	2,7	2	4,1	1,3	2,7	4,1	28	19,4	1,3	1	37

AIT: Ataque isquémico transitório, **AVC: AIT: Ataque isquémico transitório**, AVC: Ataque cerebrovascular, **BVA:** Bloqueio atrioventricular, **FA**: Fibrilhação auricular, **FV:** Fibrilhação ventricular, **HTA:** Hipertensão, **MI:** Enfarte do miocárdio**, IRA:** Insuficiência renal aguda, **SBDC:** Síndrome de baixo débito cardíaco**, TV:** Taquicardia ventricular.

4.2.1.1. Síndromes coronárias agudas

Dezasseis por cento dos doentes tiveram eventos coronários pós-operatórios, incluindo 7,2% NSTEMI e 2,7% STEMI. Destes, apenas 25% foram submetidos a monitorização angiográfica pós-operatória.

Comparando estes resultados com os da literatura, a taxa de IAMCSST pós-operatório variou de 0,6% no STS[53] e 3,4% na série de Shennib et al. [42]. Nossas prevalências de IAMSST e IAMCSST foram maiores que as da série marroquina de Tribak et al. [57]que reportou taxas de 5,8% e 1,7%, respetivamente. No entanto, numa escala nacional, os nossos resultados foram consistentes com os de Mhiri et al. [56]que encontraram prevalências de 7,1% e 2,4%, respetivamente.

Em nosso estudo, a ocorrência de infarto do miocárdio no pós-operatório imediato foi um fator de risco para comprometimento da FEVE no pós-operatório precoce.

O enfarte do miocárdio pós-operatório é um fator reconhecido na morbilidade e mortalidade pós-cirurgia de revascularização miocárdica. Sua prevalência era de 2 a 10% no início da era da CRM [179, 212]. Pode estar relacionado à disfunção do enxerto, à técnica cirúrgica, a um leito pobre a jusante ou a uma combinação desses fatores.

No que diz respeito ao enxerto, este pode ser de má qualidade (pequeno, patológico), ter lesões associadas à colheita (hematoma, dissecção) ou apresentar uma anomalia no seu trajeto durante a implantação (torção, hiperextensão, espasmo). As disfunções anastomóticas podem ser precipitadas pela qualidade da artéria no local da anastomose, mas também podem ser inerentes à técnica.

Fatores inerentes à circulação nativa incluem proteção miocárdica inadequada, revascularização incompleta e embolização coronariana. [213].

4.2.1.2. Acidente vascular cerebral e

Apenas um doente teve um AVC pós-operatório precoce, o que representa uma prevalência de 1,3%. Esta taxa é relativamente baixa em comparação com outras pesquisas anteriores que mostraram taxas de AVC pós-PAC variando de 1% a 4,5 [48].

4.2.1.3. Insuficiência cardíaca aguda e síndrome de baixo débito cardíaco no pós-operatório

A SBDC é a complicação mais frequente e grave após cirurgia cardíaca. Está associada a um aumento significativo da morbilidade e mortalidade a curto e médio prazo, bem como a uma utilização significativa dos recursos de saúde. As complicações comuns associadas ao SBDC incluem insuficiência renal aguda, problemas neurológicos, complicações pulmonares e fibrilação atrial [214].

Os resultados obtidos estão de acordo com os reportados na literatura. De facto, os factores de risco associados à SBDC previamente documentados incluem idade avançada (superior a 65 anos), sexo feminino, presença de diabetes, envolvimento tritruncal, FEVE reduzida, cirurgia prévia, enfarte do miocárdio recente, revascularização incompleta, duração prolongada da cirurgia de bypass e proteção miocárdica intra-operatória ineficaz [215].

O tratamento do SBDC é complexo, sendo o objetivo evitar o agravamento da disfunção e da falência dos órgãos através de um suporte hemodinâmico adequado. Se for identificada uma causa, esta deve ser rapidamente corrigida. O primeiro passo terapêutico no SBDC, a ser iniciado logo que o estado de volume seja optimizado, baseia-se na utilização de inotrópicos e vasodilatadores para melhorar a contratilidade, a pré-carga e a pós-carga. No entanto, os agentes inotrópicos, usados principalmente em pacientes com SBDC, também podem melhorar o débito cardíaco, mas conseguem isso à custa do aumento do consumo miocárdico e do aumento do risco de mortalidade [216]. A manutenção do equilíbrio ácido-base e da normotermia, a correção das anormalidades

eletrolíticas e o controle da ventilação melhoram o resultado do tratamento do SBDC e aumentam a capacidade de resposta às catecolaminas [214].
Existe um debate sobre o papel do Levosimendan na fase pós-operatória precoce. Parece reduzir o risco de SBDC em certos pacientes pós-PAC com função reduzida do VE. [217].
De acordo com Eriksson et al. [218]Levosimendan melhora o débito cardíaco e facilita o desmame da cirurgia de bypass. Tritapepe et al. [219] observaram uma diminuição significativa nos níveis de troponina após o uso de Levosimendan em cirurgia de bypass. Levin et al. [220] relataram redução da necessidade de inotrópicos e vasopressores em pacientes tratados com esta droga. Além disso, Van Diepen [221] observou uma redução no suporte circulatório mecânico aos 5 dias e nas taxas de mortalidade aos 30 e 90 dias no grupo do Levosimendan em comparação com o grupo do placebo.
No entanto, o ensaio "LEVO-CTS [169] em 882 doentes com função ventricular esquerda≤ 35%, não encontrou diferença significativa na morbilidade e mortalidade precoce entre os grupos, embora a mortalidade aos 90 dias tenha sido reduzida no grupo do Levosimendan.

4.3. Complicações não cardiovasculares graves no pós-operatório imediato

4.3.1.1. Complicações hemorrágicas

O sangramento e as transfusões de sangue são complicações cirúrgicas comuns em pacientes submetidos à CRM.[222]. Sangramento abundante ou de início súbito é indicação de repetição da cirurgia, independentemente da existência de repercussão hemodinâmica.
Neste estudo, observámos apenas 1,3% de hemorragias repetidas. Estes resultados estão entre os mais baixos da literatura, onde as taxas de ressangramento variam geralmente de 1% a 9,5%. A nível nacional, a nossa taxa é muito próxima da do Hospital Universitário de Sfax, que é de 2,3%.
Dos pacientes incluídos, 2% necessitaram de pericardiocentese. Esta prevalência é semelhante à relatada por Arom K.V. et al.[41] no seu próprio estudo. No entanto, estudos mais recentes demonstraram que esta taxa já não ultrapassa os 2‰ [62].

A média de deglutição pós-operatória foi de 3,6±1,6 g/dl e a mediana de transfusão pós-operatória foi de dois CGRs. Esses resultados são consistentes com os relatados por Ascione R. et al.[43].

Finalmente, nesta coorte com FEVE reduzida e cirurgia de revascularização miocárdica, a desglutinação com uma Hb pós-operatória ≤ 9 g/dl foi um fator preditivo de mortalidade precoce.

A necessidade de uma nova operação para controlo da hemorragia ocorre em dois a seis por cento dos casos de CABG, e está associada a um aumento de 4,5 vezes na mortalidade. [223, 224]. Os factores de risco para hemorragia pós-operatória e transfusão incluem idade avançada, sexo feminino, baixo peso corporal, choque cardiogénico pré-operatório, anemia, insuficiência renal (particularmente em doentes em diálise), doença vascular periférica, mau estado nutricional, terapia trombolítica recente, procedimentos não programados, procedimentos repetidos e cirurgia de bypass prolongada. [224, 225].

4.3.1.2. Complicações rítmicas

A FA pós-operatória ocorreu em alguns pacientes. Esta complicação, embora freqüente, com taxas que chegam a 30% na literatura, teve uma prevalência menor, de 4,1%, neste estudo [226, 227].

Geralmente transitória, essa FA se resolve na maioria dos pacientes dentro de 2 a 3 dias de tratamento. No entanto, os doentes com FA pré-operatória têm demonstrado poucas hipóteses de recuperação espontânea do ritmo sinusal. Acredita-se que a origem desta complicação seja devida a uma série de fatores, incluindo inflamação pericárdica, produção excessiva de catecolaminas e vários desequilíbrios neuro-hormonais no pós-operatório [228-230]. Esta complicação aumenta duas a três vezes o risco de AVC, o tempo de hospitalização, os custos de saúde e a mortalidade [226, 231].

Em relação aos distúrbios do ritmo ventricular, 1,3% apresentaram taquicardia ventricular. Esta taxa foi comparável às relatadas na literatura. Um estudo realizado por Sadr-Ameli [232] em 856 pacientes submetidos à cirurgia de revascularização do miocárdio, mostrou uma incidência de 26,6% de distúrbios do ritmo ventricular, incluindo 17,6% de taquicardias ventriculares monomórficas não sustentadas, 5,4% de taquicardias ventriculares monomórficas sustentadas, 0,8% de taquicardias ventriculares polimórficas e 2,7% de fibrilações ventriculares. Segundo este estudo, a disfunção ventricular esquerda pré-operatória foi um importante preditor de perturbações do ritmo ventricular no pós-operatório, assim como outros factores, nomeadamente o enfarte do miocárdio pós-operatório ou a instabilidade hemodinâmica [232].

4.3.1.3. Complicações infecciosas

A complicação infecciosa foi identificada como um fator de risco independente associado a um aumento da morbilidade e mortalidade a curto e longo prazo. Foi também considerado um fator de risco para a deterioração pós-operatória da FEVE, o desenvolvimento de IRA e o prolongamento da ventilação mecânica pós-operatória.

A mediastinite aguda no pós-operatório precoce é uma complicação conhecida após cirurgia cardíaca com esternotomia mediana vertical, com incidência variando de 0,14 a 2,9% em estudos, podendo chegar a 10% em alguns casos extremos [233, 234]. Esta complicação tende a ocorrer mais freqüentemente em cirurgia coronariana do que em procedimentos valvares ou combinados[234]. Em nosso estudo, a prevalência de mediastinite foi de 4,1%, comparada a 6,9% no estudo de Mhiri et al.

A infeção broncopulmonar pós-intubação foi a complicação mais frequente, com uma prevalência de 28%, superando as taxas relatadas na literatura, que não ultrapassaram 12%.

4.3.1.4. Insuficiência renal aguda

Dezanove por cento desenvolveram insuficiência renal aguda no início do pós-operatório. Não houve correlação entre a gravidade da doença renal pré-existente e o agravamento da função renal no pós-operatório. No entanto, a ausência de doença renal crónica pré-existente foi identificada como um indicador de um baixo risco de agravamento pós-operatório.

Na literatura, a insuficiência renal, incluída nos parâmetros do Euroscore II, tem sido claramente estabelecida como fator preditivo de mortalidade por várias equipas, tornando-se uma complicação importante nos doentes submetidos a cirurgia cardíaca. [235]. A sua incidência pode mesmo atingir os 39% em doentes submetidos a cirurgia cardíaca[236]. Foram descritos factores preditivos de disfunção renal pós-operatória, incluindo idade, sexo feminino, função renal pré-operatória[165, 237-242]a duração da cirurgia de bypass, a duração do pinçamento aórtico, o tempo de permanência na unidade de terapia intensiva e o uso de noradrenalina no pós-operatório[165, 237-242]. [2-3]No nosso estudo, os factores preditivos de disfunção renal pós-operatória foram: SBDC pós-operatório, ocorrência de complicação infecciosa, FEVE <38%, IMC>25 kg/m (p<10), STS risk score>1,08% e ventilação prolongada para além das 72 horas, com boa sensibilidade e especificidade para este último.

Os factores de risco associados à insuficiência renal aguda no contexto da cirurgia cardíaca podem ser classificados de acordo com as caraterísticas do doente, o contexto operatório e a natureza do procedimento cirúrgico.

Entre os factores de risco dos doentes, a idade [165, 237-242] e a presença de DRC pré-existente foram identificados como factores determinantes em estudos internacionais [165, 237-242]. No entanto, o presente estudo não foi capaz de confirmar estas associações devido à pequena dimensão da nossa amostra, o que constitui uma das suas limitações.

No que respeita ao contexto clínico, o carácter urgente da cirurgia[238, 243-245]nomeadamente se for programada menos de 24 horas após a coronariografia [243]tem sido associado a um risco acrescido de insuficiência renal aguda pós-operatória. A presença de instabilidade hemodinâmica[243, 245] e o uso de suporte circulatório mecânico, como um balão intra-aórtico, antes da cirurgia[238, 245]têm sido relatados como fatores de risco na literatura.

No que diz respeito aos factores relacionados com o procedimento, uma duração prolongada da circulação extracorporal[246, 247] foi associada a um risco aumentado de insuficiência renal aguda no pós-operatório. É possível que o facto de se evitar o bypass e o uso de CABG de coração batendo possa estar associado a um menor risco de insuficiência renal aguda [238, 248, 249].

4.3.1.1. Utilização de ventilação mecânica prolongada

A ventilação mecânica prolongada superior a 72 horas foi associada a um aumento da morbilidade e mortalidade em doentes com disfunção sistólica do VE ou insuficiência respiratória (158).

A ventilação mecânica prolongada expõe os doentes a potenciais complicações como a pneumonia associada à ventilação, a atelectasia, a distensão abdominal, a úlcera de stress e a miopatia da ventilação (158, 159).

Neste estudo, os factores preditivos de ventilação mecânica prolongada foram o SBDC, a infeção pós-operatória e o comprometimento pós-operatório da FEVE.

4.3.2. Factores preditivos de eventos cardiovasculares major precoces

Este estudo identificou factores preditivos significativos para MACCE. Estes incluíram infeção pós-operatória, insuficiência renal crónica, Euroscore II, STS score, ventilação mecânica prolongada e FEVE <33%.

Estes resultados fornecem informação essencial sobre as complicações pós-operatórias, permitindo identificar os doentes com elevado risco de MACCE. Algumas complicações, como as infecções associadas aos cuidados de saúde, apresentaram taxas de prevalência superiores às relatadas na literatura, o que reforça a necessidade de uma maior vigilância e reforço das medidas preventivas.

4.4. Evolução pós-operatória da fração de ejeção sistólica do ventrículo esquerdo

As alterações da fração de ejeção do ventrículo esquerdo (FEVE) durante o primeiro mês mostraram que 36% dos doentes registaram uma melhoria da FEVE, enquanto 34% mantiveram uma FEVE estável e 19% apresentaram uma deterioração. Estes resultados são consistentes com os observados noutros estudos, nomeadamente o realizado por Elefteriades et al. [40]onde foi observada uma melhora de 36%, e o estudo de Kron et al. [44] que registou uma melhoria de 42%. Para além disso, Mhiri et al.[56] também encontraram uma melhora precoce da FEVE em 42% dos pacientes.

Os factores preditivos de deterioração pós-operatória da FEVE foram: lesão pré-operatória das paredes anterior e ântero-septal do VE ou revascularização incompleta, principalmente da artéria IVA. Por outro lado, a falha na revascularização completa de múltiplas lesões marginais ou da CD não teve relação estatisticamente significativa com a deterioração precoce da FEVE.

Além disso, duas complicações pós-operatórias foram identificadas como sendo preditivas desta deterioração precoce da FEVE. Estas foram o enfarte do miocárdio pós-operatório e a infeção.

Não foi encontrada relação estatisticamente significativa entre a queda da FEVE e a função sistólica longitudinal do ventrículo direito no pós-operatório, o tempo de CEC, o tempo de pinçamento aórtico e o tempo de assistência cardíaca.
Este grupo teve uma maior morbilidade e mortalidade, com uma maior incidência de insuficiência renal aguda pós-operatória e de SBDC pós-operatória.

Por outro lado, a melhoria da fração de ejeção do ventrículo esquerdo (FEVE) durante o seguimento provou ser o único fator protetor contra a ocorrência de complicações cardiovasculares major (MACCE) a longo prazo. Estes resultados confirmam observações anteriores, em que a função ventricular esquerda pré-operatória foi um fator preditor de resultados favoráveis a curto e longo prazo após cirurgia de revascularização coronária [36, 143].

Estudos internacionais [125, 250-252] demonstraram que a cirurgia de revascularização do miocárdio pode aumentar a FEVE em 5% a 18% em pacientes com miocárdio em estado de sideração ou hibernação. Esta melhoria foi frequentemente observada desde as primeiras semanas após a cirurgia e pode persistir até 10 anos em algumas séries, desde que não ocorram complicações cardiovasculares durante este período.[253, 254].

Por exemplo, num estudo de Bax et al. [255]foi observada uma melhora de 61% na contratilidade do miocárdio sideral aos três meses após a revascularização do miocárdio, chegando a 70% de melhora aos 14 meses. Para o miocárdio em estado de hibernação, observou-se uma melhora da contratilidade de 31% aos três meses e 61% aos 14 meses.

No que diz respeito à avaliação pré-operatória da viabilidade miocárdica, este mesmo estudo [255] verificou que a presença de pelo menos quatro segmentos viáveis por doente estava diretamente associada à melhoria da FEVE após revascularização. Um limiar de quatro ou mais segmentos viáveis teve a mais alta sensibilidade e especificidade (86% e 92%, respetivamente) para predizer a melhora da FEVE. Além disso, a presença de quatro ou mais segmentos viáveis previu uma melhoria dos sintomas de insuficiência cardíaca após a revascularização, com valores preditivos positivos e negativos de 76% e 71%, respetivamente.

Finalmente, é de salientar que a ausência de melhoria ou deterioração progressiva da FEVE em doentes com miocárdio siderado ou hibernante após cirurgia de revascularização miocárdica foi geralmente associada a revascularização incompleta ou oclusão do enxerto[255].

4.1. Factores preditivos de eventos cardiovasculares major tardios

A doença renal crónica (DRC) e a ocorrência de infeção pós-operatória demonstraram ser preditores de complicações cardiovasculares major (MACCE), tanto precoces como tardias. No entanto, outros factores foram identificados como preditores apenas de eventos cardiovasculares tardios. Mais especificamente, a utilização de cirurgia de revascularização do miocárdio (CRM) extremamente urgente após um enfarte do miocárdio recente, especialmente se foi complicada por insuficiência cardíaca aguda ou afectou a massa miocárdica dependente da artéria interventricular anterior (AIA). Estes resultados são semelhantes aos relatados na literatura, como demonstrado anteriormente.

4.2. Estudos de sobrevivência:

A sobrevivência global foi estimada em 68,5% aos 2 anos e 57,9% aos 5 anos para a coorte como um todo.

Na literatura, o comprometimento pré-operatório da FEVE foi identificado como um preditor muito poderoso de mortalidade intra-operatória e em 30 dias, daí a sua inclusão nos escores de cálculo de risco cirúrgico [22, 133].

A taxa de mortalidade após a CRM em pacientes com FEVE reduzida varia de acordo com o limiar de FEVE pré-operatório adotado. A mortalidade precoce variou de 0,8% a 11%. Para FEVE <20%, variou de 5% a 11%. [48, 256]2,1% a 11% para FEVE < 30% [36, 257]. [36, 257]4% a 10,5% para FEVE < 35%. [139, 258]1,6% a 6,7% para FEVE < 40 [125, 259]e 0,8% a 4,9% para FEVE <50% [125, 139, 259, 259]. [125, 139, 259, 260].

Uma redução da FEVE pré-operatória também tem influência na sobrevivência a longo prazo. Uma FEVE reduzida duplica o risco de morte cardíaca aos 5 anos [261].

Alguns factores influenciaram a sobrevivência e a ocorrência de eventos cardiovasculares major, nomeadamente a deterioração da FEVE, a insuficiência renal crónica, a cirurgia de emergência extrema e a ocorrência de infeção pós-operatória. Para além disso, verificaram-se diferenças estatisticamente significativas no período livre de eventos cardiovasculares major em função da evolução da FEVE durante o seguimento.

A presença de outros factores de risco pode amplificar o impacto da redução da FEVE na morbilidade e mortalidade pós-operatória. Elementos como idade avançada, sexo feminino, classe NYHA avançada, estenose da artéria coronária esquerda, disfunção renal, hemoglobina baixa e doença coronária complexa têm sido associados a resultados menos favoráveis após a CRM nestes doentes[38]

Cada um destes factores realça a importância de uma gestão pré-operatória e pós-operatória cuidadosa para melhorar os resultados após a CABG.

Apesar do risco acrescido, a CABG continua a ser uma opção viável para doentes cuidadosamente selecionados com FEVE reduzida. Com uma gestão adequada no peri-operatório, mas especialmente no pré-operatório (incluindo um tratamento médico ótimo da insuficiência cardíaca, controlo dos factores de risco cardiovascular e co-morbilidades) e uma discussão colegial no seio de uma equipa multidisciplinar (Heart Team), particularmente para doentes com miocárdio viável, os resultados da revascularização cirúrgica podem ser bem sucedidos, mesmo em doentes com FEVE gravemente reduzida.

Conclusões

A decisão de realizar uma cirurgia de revascularização do miocárdio (CRM) baseia-se em determinados critérios, como o contexto clínico, a função ventricular sistólica, a carga isquémica e a anatomia coronária. Particularmente na presença de factores complexos, como o envolvimento tritruncal com elevado score SYNTAX, disfunção ventricular esquerda ou grandes áreas de isquémia [31].

Nos últimos anos, tem aumentado o número de doentes com fração de ejeção do ventrículo esquerdo (FEVE) reduzida que são candidatos a CABG. De facto, ao contrário da angioplastia percutânea, os estudos têm demonstrado que a CRM é superior ao tratamento médico isolado, melhorando os sintomas e aumentando a sobrevida [34, 35]. Os avanços no manejo perioperatório, nas técnicas cirúrgicas e nos métodos de proteção miocárdica têm encorajado os profissionais a considerar esta opção com mais freqüência [36].

No entanto, apesar destas melhorias, o risco de cirurgia persiste e pode levar a um aumento da morbilidade e da mortalidade.

Neste contexto, a identificação de factores preditivos de morbilidade e mortalidade é de importância vital para determinar quais os indivíduos que mais beneficiarão dos procedimentos de revascularização cirúrgica.

O objetivo deste estudo foi investigar a mortalidade precoce e a médio prazo da revascularização cirúrgica do miocárdio sob circulação extracorporal (ECG) em doentes com FEVE reduzida (FEVE pré-operatória≤ 40%).

Realizámos um estudo retrospetivo, unicêntrico, em colaboração entre o serviço de cardiologia e o serviço de cirurgia torácica do HMPIT, durante um período de dez anos, de janeiro de 2012 a dezembro de 2021, e que incluiu 73 doentes submetidos a cirurgia de revascularização miocárdica que apresentavam disfunção ventricular esquerda pré-operatória com uma FEVE ≤ 40%. Não foram incluídas cirurgias cardíacas ou valvulares prévias concomitantes, bem como aquelas que tratavam uma complicação mecânica do IM. Foram excluídos os registos incompletos, os casos de perda de seguimento e os casos de cirurgia de coração batendo.

Para cada paciente, coletamos dados demográficos, caraterísticas pré, intra e pós-operatórias, complicações pós-operatórias precoces (≤ 30 dias) e tardias, bem como dados de sobrevida, estado funcional e ultrassonografia a distância. A mediana de seguimento no nosso estudo foi de 8 anos, com um mínimo de um ano e um máximo de 11 anos.

A idade média dos pacientes estudados foi de 60,5 ± 7,5 anos (35 a 80 anos), com predomínio do sexo masculino. Os principais factores de risco cardiovascular encontrados foram o tabagismo (69%), a diabetes tipo 2 (55%), o excesso de peso (53%) e a hipertensão arterial (47%). Além disso, 58% dos doentes apresentavam pelo menos três factores de risco cardiovascular cumulativos.

Em termos de co-morbilidades, 25% dos doentes apresentavam estenose carotídea, 14% tinham doença arterial obliterativa crónica sintomática dos membros inferiores (COADL), 16% dos doentes tinham anemia pré-operatória, 95% dos diabéticos tinham diabetes mal controlada e 23% dos doentes tinham insuficiência renal crónica.

Em termos de doença coronária, 35% dos doentes tinham história prévia de doença coronária e 21% já tinham implantado um stent. Em 80% dos casos, a indicação para revascularização do miocárdio seguiu-se a uma síndrome coronária aguda (SCA), sendo 48% com enfarte do miocárdio sem elevação do segmento ST (NSTEMI) e 29% com enfarte do miocárdio com elevação do segmento persistente (STEMI). Além disso, 27% dos pacientes tinham sinais pré-operatórios de insuficiência cardíaca congestiva aguda (ICC).

A angiografia coronária revelou envolvimento tritruncal em 82% dos casos, bi-truncular em 16%; observou-se estenose apertada do tronco comum esquerdo (TCE) em 27% dos doentes, 34% tinham pelo menos uma oclusão total crónica (CTO) e 10% tinham uma artéria interventricular anterior (AIA) multi-estenótica em tandem. Para além disso, 19% dos doentes apresentavam lesões calcificadas, 10% apresentavam múltiplas lesões marginais e 3% apresentavam uma pequena rede marginal.

Ao ecocardiograma transtorácico, a FEVE média foi de 37 ±3% (25-40%), dos quais 35% tinham FEVE ≤ 35%. Foram observados distúrbios cinéticos segmentares em todos os pacientes, com 10% de hipocinesia grave, 48% de acinesia miocárdica e 1% de discinesia. O teste de viabilidade miocárdica pré-operatório foi efectuado em apenas 12% dos doentes.

Operacionalmente, todos os doentes foram submetidos a bypass arterial através da artéria mamária interna esquerda (LIMMA) na IVA, com uma média de três anastomoses distais por doente. A revascularização completa foi conseguida em 53% dos doentes. A duração mediana da CEC foi de 119 minutos e a duração mediana do clampeamento da aorta foi de 77 minutos. O desmame do bypass foi fácil em 59% dos casos. O suporte hemodinâmico mecânico pós-operatório com balão de contrapulsação aórtica (BCPIA) foi necessário em 19% dos pacientes.

O tempo médio de extubação dos doentes após o final da operação foi de 6 ± 3 horas (2 a 240 horas).

A monitorização ecográfica pós-operatória foi realizada em 89% dos doentes. A fração de ejeção média foi de 39,7 ±7,6% (intervalo 20-54%). A FEVE melhorou em 36% dos pacientes, permaneceu estável em 34% e diminuiu em 19%.

Os principais eventos cardiovasculares pós-operatórios precoces foram morte precoce (22%), síndrome de baixo débito cardíaco (SBC) pós-operatório (38%), síndromes coronárias agudas pós-operatórias (16%) e acidente vascular cerebral (1%). Após análise univariada, os factores preditivos de mortalidade precoce foram :

- ✓ Co-morbilidades: História de insuficiência renal crónica (IRC) ou DRC
- ✓ Sinais funcionais: A presença pré-operatória de dispneia de esforço NYHA III-IV.
- ✓ Factores anatómicos: a presença de uma estenose apertada do TCG ou de múltiplas lesões marginais.
- ✓ Eventos cardiovasculares: SBDC pós-operatório, enfarte do miocárdio pós-operatório.
- ✓ Complicações pós-operatórias não cardiovasculares: insuficiência renal aguda, infeção pós-operatória, necessidade de ventilação mecânica por mais de 10 horas.
- ✓ Factores ecocardiográficos pós-operatórios: FEVE pós-operatória ≤ 33%.
- ✓ As pontuações de risco EuroSCORE II e STS tinham limiares preditivos de mortalidade precoce de 3,18% e 0,93%, respetivamente.

Alguns destes factores eram preditivos de eventos cardiovasculares major (MACCE):

- ✓ História de insuficiência renal crónica.
- ✓ A ocorrência de uma complicação infecciosa pós-operatória.
- ✓ FEVE pós-operatória ≤33%.
- ✓ A utilização de ventilação mecânica durante mais de 9 horas.

Os principais preditores de deterioração precoce da FEVE no pós-operatório foram :

- ✓ Problemas com a cinética segmentar ântero-septal no pré-operatório.
- ✓ Revascularização cirúrgica incompleta do território da AIV ou da artéria circunflexa (Cx)
- ✓ A ocorrência de uma complicação infecciosa pós-operatória.

Dos 72 doentes que sobreviveram ao internamento, 50 foram acompanhados.

Trinta e um doentes (62%) eram paucissintomáticos (dispneia NYHA estádio II) ou assintomáticos. Doze doentes (24%) eram sintomáticos com dispneia de estádio III e 7 doentes (14%) eram sintomáticos com dispneia de estádio IV.

O ETT no seguimento tardio demonstrou que a função ventricular esquerda tardia melhorou em 24 doentes (48%), manteve-se estável em 16 doentes (32%) e diminuiu em 10 doentes (20%).

A mediana do seguimento foi de 95 meses (8 anos), com extremos que variaram de um mês a 134 meses (11 anos).

Os factores preditivos de mortalidade durante o seguimento foram :

- ✓ Cirurgia de emergência extrema com clopidogrel.
- ✓ Problemas de cinética segmentar ântero-septal (pré-operatório).
- ✓ Mediastinite.
- ✓ Diabetes mal controlada na altura da cirurgia cardíaca.
- ✓ Uma queda na FEVE de pelo menos 5%.

Os factores preditivos de MACCE durante o seguimento foram :

- ✓ História de insuficiência renal crónica.
- ✓ A presença de insuficiência cardíaca aguda pré-operatória.
- ✓ Cirurgia de emergência extrema sem parar o clopidogrel.
- ✓ Problemas com a cinética segmentar ântero-septal no pré-operatório.
- ✓ A ocorrência de uma complicação infecciosa pós-operatória.

Por outro lado, uma melhoria da FEVE ≥ 5% foi associada a um melhor prognóstico (OR = 0,2 (0,09; 0,8), p = 0,049).

Na análise multivariada, os preditores independentes da mortalidade global foram :

- ✓ A presença de perturbações cinéticas no território anterior ou anterosseptal (OR=4,21; IC 95% (1; 15,77); p= 0,033).
- ✓ Cirurgia de emergência extrema efectuada com clopidogrel (OR=1,1; IC 95% (1,45; 17,92); p= 0,011).
- ✓ Síndrome de baixo débito cardíaco pós-operatório (OR=9,79; IC 95% (2,61; 36,75); p= 0,000 7).

A sobrevivência global foi estimada em 68,5% aos 2 anos e 57,9% aos 5 anos para a coorte como um todo, de acordo com o modelo de Kaplan Meyer.

Quando a estratificação da FEVE foi tida em conta, a regressão multivariada de Cox revelou que o comprometimento precoce da FEVE no pós-operatório, bem como durante o seguimento, estavam associados a um risco aumentado de mortalidade, com um Hazard Ratio (HR) de 3,62 e 5,44, respetivamente.

Da mesma forma, quando a estratificação da FEVE é considerada durante o acompanhamento, a deterioração da FEVE está associada a um maior risco de mortalidade, com um HR de 5,44.

A sobrevivência livre de MACCE foi estimada em 60,3% aos 2 anos e 43,8% aos 5 anos, de acordo com o modelo de Kaplan Meyer.

Embora a cirurgia represente o "gold standard" da revascularização nos doentes tritrunculares com diabetes ou envolvimento complexo do TCG, para além de disfunção sistólica do ventrículo esquerdo, está associada a um risco operatório não negligenciável. Este facto reflectiu-se na morbilidade e mortalidade observadas no nosso estudo.

Ao estudar os factores preditivos, podemos avaliar o risco, antecipar as complicações e otimizar o período pós-operatório.

Vários factores preditivos podem ser abordados antes da cirurgia, para além das situações de emergência. Isto requer uma seleção rigorosa dos doentes e uma fase de preparação pré-operatória, que é muito importante, especialmente em relação a co-morbilidades como a diabetes e a DRC, e de forma a otimizar o tratamento médico da insuficiência cardíaca.

Embora os dados operatórios não sejam claros nos nossos resultados, o tempo de clampagem da aorta e de isquémia miocárdica deve ser reduzido ao mínimo, nomeadamente para diminuir a incidência de SBDC. A proteção miocárdica deve ser rigorosa, qualquer que seja a estratégia adoptada. Existem várias soluções, como a perfusão retrógrada através do seio coronário, contínua ou intermitente, ou a administração de cardioplegia por enxertos de bypass, ou a combinação de várias vias de administração, todas sem demonstrar superioridade, não existindo consenso dada a falta de estudos com elevado nível de evidência. A revascularização do coração bipartido pode representar uma solução radical, evitando a clampagem da aorta e reduzindo os efeitos deletérios da cirurgia de bypass, mas requer uma logística especial, um elevado nível de especialização e uma atividade cirúrgica dedicada, dada a complexidade cirúrgica acrescida. O tratamento das lesões calcificadas complexas e a abordagem das lesões posteriores representam uma grande dificuldade. Estas considerações constam das recomendações da Sociedade Europeia de Cardiologia (ESC) e justificam o nível de evidência IIa-B para esta prática.

A revascularização híbrida que combina a angioplastia percutânea e a revascularização cirúrgica do miocárdio, particularmente através de uma abordagem minimamente invasiva, pode ser interessante. Reduz o trauma cirúrgico e o tempo operatório e não requer circulação extracorporal. Do ponto de vista cirúrgico, as maiores limitações são a aquisição de equipamento adequado e dispendioso e a experiência em cirurgia minimamente invasiva.

Para além das considerações técnicas, a revascularização completa, de preferência com enxertos arteriais, é uma garantia de resultados a longo prazo e deve ser a estratégia preferida, tendo em conta as caraterísticas dos doentes, o risco de complicações no local da cirurgia e a qualidade dos axónios receptores.

A fase pós-operatória é crítica nesta população, e a elevada incidência de complicações infecciosas respiratórias teve um grande impacto na morbilidade e mortalidade. Esta é uma questão importante nos cuidados intensivos para estes doentes de alto risco, e devem ser implementadas estratégias rigorosas para limitar estas complicações.

Uma ação específica sobre estes factores preditivos contribuirá para melhorar os resultados, mas a montante destas acções, é essencial uma abordagem multidisciplinar da equipa cardíaca para a escolha da estratégia terapêutica, tendo em conta as caraterísticas dos doentes e os recursos disponíveis.

No entanto, estes resultados devem ser interpretados tendo em conta certas limitações do nosso estudo:

- ✓ A dimensão relativamente pequena da amostra e a natureza de centro único do estudo limitam o poder estatístico e a generalização dos resultados a uma população mais vasta.
- ✓ A natureza retrospetiva do estudo, baseado em registos médicos, pode levar a um viés de seleção e de informação, afectando assim a exatidão dos resultados.
- ✓ Os atrasos na recolha de dados podem influenciar os resultados devido a dados em falta ou incompletos.
- ✓ A ausência de um grupo de comparação torna difícil avaliar especificamente o impacto da disfunção sistólica do ventrículo esquerdo na morbilidade e mortalidade pós-operatória.

- ✓ As alterações na prática clínica e os avanços médicos ocorridos desde o período do estudo podem limitar a relevância dos resultados actuais.

Apesar destas limitações, os resultados deste estudo fornecem informações interessantes sobre os factores preditores de morbilidade e sobrevivência após revascularização cirúrgica do miocárdio em doentes com FEVE reduzida. São necessários mais estudos para confirmar e aprofundar o nosso conhecimento sobre os resultados clínicos associados a este procedimento.

Referências

Referências

1. Ralapanawa U, Sivakanesan R. Epidemiology and the Magnitude of Coronary Artery Disease and Acute Coronary Syndrome: A Narrative Review. J. Epidemiol. Glob. Health. 2021 Jun;11(2):169-77.

2. Neumann F-J, Sousa-Uva M, Ahlsson A, Alfonso F, Banning AP, Benedetto U, et al. Diretrizes ESC/EACTS de 2018 sobre revascularização do miocárdio. Eur. Heart J. 2018;40(2):87-165.

3. McDonagh TA, Metra M, Adamo M, Gardner RS, Baumbach A, Böhm M, et al. 2021 ESC Guidelines for the diagnosis and treatment of acute and chronic heart failure: Developed by the Task Force for the diagnosis and treatment of acute and chronic heart failure of the European Society of Cardiology (ESC) With the special contribution of the Heart Failure Association (HFA) of the ESC. Eur. Heart J. 2021;42(36):3599-726.

4. Seferovic PM, Vardas P, Jankowska EA, Maggioni AP, Timmis A, Milinkovic I, et al. The Heart Failure Association Atlas: Heart Failure Epidemiology and Management Statistics 2019. Eur. J. Heart Fail. 2021 Jun;23(6):906-14.

5. Charfeddine S, Yousfi C, Gtif I, Abid O, Sdiri W, Halima MB, et al. Epidemiologia, gestão e resultados da insuficiência cardíaca na Tunísia: Resultados do registo Nature-HF. Arquivos de Suplementos de Doenças Cardiovasculares. 2020;12(1):45.

6. Abid L, Charfeddine S, Kammoun I, Ben Halima M, Ben Slima H, Drissa M, et al. Epidemiology of heart failure and long-term follow-up outcomes in a north-African population: Results from the NAtional TUnisian REgistry of Heart Failure (NATURE-HF). PLoS One. 2021;16(5):e0251658.

7. Gtif I, Bouzid F, Charfeddine S, Abid L, Kharrat N. Doença de insuficiência cardíaca: uma perspetiva africana. Arch. Cardiovasc. Dis. 2021 Oct;114(10):680-90.

8. Hassanabad AF, MacQueen KT, Ali I. Surgical Treatment for Ischemic Heart Failure (STICH) trial: A review of outcomes. J. Card. Surg. 2019 Oct;34(10):1075-82.

9. Knuuti J, Wijns W, Saraste A, Capodanno D, Barbato E, Funck-Brentano C, et al. 2019 Diretrizes da ESC para o diagnóstico e gestão de síndromes coronárias crónicas: o Grupo de Trabalho para o diagnóstico e gestão de síndromes coronárias crónicas da Sociedade Europeia de Cardiologia (ESC). Eur. Heart J. 2020;41(3):407-77.

10. Otaki Y, Gransar H, Berman DS, Cheng VY, Dey D, Lin FY, et al. Impact of family history of coronary artery disease in young individuals (from the CONFIRM registry). Am. J. Cardiol. 2013 Apr 15;111(8):1081-6.

11. Associação Americana de Diabetes Prática Profissional C. 2. Classificação e Diagnóstico de Diabetes: Padrões de Cuidados Médicos em Diabetes-2022. Diabetes Care. 2022 Jan 1;45(Suppl 1):S17-S38.

12. Williams B, Mancia G, Spiering W, Agabiti Rosei E, Azizi M, Burnier M, et al. 2018 Diretrizes ESC / ESH para o manejo da hipertensão arterial. Eur. Heart J. 2018 Sep 1;39(33):3021-104.

13. Hedayatnia M, Asadi Z, Zare-Feyzabadi R, Yaghooti-Khorasani M, Ghazizadeh H, Ghaffarian-Zirak R, et al. Dislipidemia e risco de doença cardiovascular na população do estudo MASHAD. Lipids Health Dis. 2020 Mar 16;19(1):42.

14. James PT, Leach R, Kalamara E, Shayeghi M. The worldwide obesity epidemic. Obes. Res. 2001;9(S11):228S-33S.

15. Hardman RL, Jazaeri O, Yi J, Smith M, Gupta R, editores. Visão geral dos sistemas de classificação na doença arterial periférica. Seminários em radiologia intervencionista; 2014: Thieme Medical Publishers.

16. Donnan GA, Davis SM, Chambers BR, Gates PC. Surgery for prevention of stroke. Lancet. 1998 May 9;351(9113):1372-3.

17. Naylor AR, Ricco JB, de Borst GJ, Debus S, de Haro J, Halliday A, et al. Editor's Choice - Management of Atherosclerotic Carotid and Vertebral Artery Disease: 2017 Clinical Practice Guidelines of the European Society for Vascular Surgery (ESVS). Eur. J. Vasc. Endovasc. Surg. 2018 Jan;55(1):3-81.

18. Lindenfeld J. Prevalence of anemia and effects on mortality in patients with heart failure. Am. Heart J. 2005 Mar;149(3):391-401.

19. Levey AS, Eckardt KU, Tsukamoto Y, Levin A, Coresh J, Rossert J, et al. Definition and classification of chronic kidney disease: a position statement from Kidney Disease: Improving Global Outcomes (KDIGO). Kidney Int. 2005 Jun;67(6):2089-100.

20. Saffioti S, Burzotta F, Coluccia V, Trani C, Bruno P, Massetti M, Crea F. Usefulness of EuroSCORE systems for risk stratification. J. Cardiovasc. Med (Hagerstown). 2015 Feb;16(2):90-9.

21. Youn YN, Kwak YL, Yoo KJ. Can the EuroSCORE predict the early and mid-term mortality after off-pump coronary artery bypass grafting? Ann. Thorac. Surg. 2007 Jun;83(6):2111-7.

22. Nashef SA. O papel atual do EuroSCORE. Semin. Thorac. Cardiovasc. Surg. 2012 primavera;24(1):11-2.

23. Fisher JD. Classificação da Associação Cardíaca de Nova Iorque. Arch. Intern. Med. 1972 maio;129(5):836.

24. Levey AS, Coresh J, Balk E, Kausz AT, Levin A, Steffes MW, et al. National Kidney Foundation practice guidelines for chronic kidney disease: evaluation, classification, and stratification. Ann. Intern. Med. 2003 Jul 15;139(2):137-47.

25. Lang RM, Badano LP, Mor-Avi V, Afilalo J, Armstrong A, Ernande L, et al. Recommendations for cardiac chamber quantification by echocardiography in adults: an update from the American Society of Echocardiography and the European Association of Cardiovascular Imaging. Eur. Heart J. Cardiovasc. Imaging. 2015 Mar;16(3):233-70.

26. Ryan TJ, Bauman WB, Kennedy JW, Kereiakes DJ, King SB, 3rd, McCallister BD, et al. Guidelines for percutaneous transluminal coronary angioplasty. A report of the American Heart Association/American College of Cardiology Task Force on Assessment of Diagnostic and Therapeutic Cardiovascular Procedures (Committee on Percutaneous Transluminal Coronary Angioplasty). Circulation. 1993 Dec;88(6):2987-3007.

27. Ybarra LF, Rinfret S, Brilakis ES, Karmpaliotis D, Azzalini L, Grantham JA, et al. Definitions and Clinical Trial Design Principles for Coronary Artery Chronic Total Occlusion Therapies: CTO-ARC Consensus Recommendations. Circulation. 2021 Feb 2;143(5):479-500.

28. Vassileva CM, Aranki S, Brennan JM, Kaneko T, He M, Gammie JS, et al. Evaluation of The Society of Thoracic Surgeons Online Risk Calculator for Assessment of Risk in Patients Presenting for Aortic Valve Replacement After Prior Coronary Artery Bypass Graft: An Analysis Using the STS Adult Cardiac Surgery Database. Ann. Thorac. Surg. 2015 Dec;100(6):2109-15; discussão 15-6.

29. Thygesen K, Alpert JS, Jaffe AS, Chaitman BR, Bax JJ, Morrow DA, et al. Quarta definição universal de infarto do miocárdio (2018). Eur. Heart J. 2019 Jan 14;40(3):237-69.

30. Schoonen A, van Klei WA, van Wolfswinkel L, van Loon K. Definições de síndrome de baixo débito cardíaco após cirurgia cardíaca e seu efeito sobre a incidência de LCOS intraoperatória: Uma revisão da literatura e estudo de coorte. Front Cardiovasc Med. 2022;9:926957.

31. Loef BG, Epema AH, Navis G, Ebels T, Stegeman CA. Postoperative renal dysfunction and preoperative left ventricular dysfunction predispose patients to increased long-term mortality after coronary artery bypass graft surgery. Br. J. Anaesth. 2009 Jun;102(6):749-55.

32. Lam CS, Donal E, Kraigher-Krainer E, Vasan RS. Epidemiologia e evolução clínica da insuficiência cardíaca com fração de ejeção preservada. Eur. J. Heart Fail. 2011 Jan;13(1):18-28.

33. Haxhibeqiri-Karabdic I, Hasanovic A, Kabil E, Straus S. Melhoria da fração de ejeção após cirurgia de revascularização do miocárdio em pacientes com função ventricular esquerda prejudicada. Med Arch. 2014 Oct;68(5):332-4.

34. Temporelli PL, Scapellato F, Corra U, Pistono M, Eleuteri E, Imparato A, Giannuzzi P. Perioperative and postperative predictors of outcome in patients with low ejection fraction early after coronary artery bypass grafting: the additional value of left ventricular remodeling. Eur. J. Cardiovasc. Prev. Rehabil. 2008 Aug;15(4):441-7.

35. Wrobel K, Stevens SR, Jones RH, Selzman CH, Lamy A, Beaver TM, et al. Influence of baseline characteristics, operative conduct, and postperative course on 30-day outcomes of coronary artery bypass grafting among patients with left ventricular dysfunction: results from the Surgical Treatment for Ischemic Heart Failure (STICH) trial. Circulation. 2015;132(8):720-30.

36. Salehi M, Bakhshandeh A, Rahmanian M, Saberi K, Kahrom M, Sobhanian K. Revascularização do miocárdio em doentes com disfunção ventricular esquerda avançada: excelente resultado precoce com melhoria da fração de ejeção. J.Tehran univ. heart cent. 2016 Jan 13;11(1):6-10.

37. Nardi F, Diena M, Caimmi PP, Iraghi G, Lazzero M, Cerin G, et al. Relationship between left atrial volume and atrial fibrillation following coronary artery bypass grafting. J. Card. Surg. 2012;27(1):128-35.

38. Soliman Hamad MA, van Straten AH, van Zundert AA, ter Woorst JF, Martens EJ, Penn OC. Previsão pré-operatória de mortalidade precoce em pacientes com baixa fração de ejeção submetidos a cirurgia de revascularização do miocárdio. J. Card. Surg. 2011 Jan;26(1):9-15.

39. Kron IL, Flanagan TL, Blackbourne LH, Schroeder RA, Nolan SP. Coronary revascularization rather than cardiac transplantation for chronic ischemic cardiomyopathy. Ann. Surg. 1989 Sep;210(3):348-52; discussão 52-4.

40 Elefteriades JA, Tolis G, Jr, Levi E, Mills LK, Zaret BL. Cirurgia de revascularização do miocárdio na disfunção ventricular esquerda grave: excelente sobrevivência com melhoria da fração de ejeção e do estado funcional. J. Am. Coll. Cardiol. 1993 Nov 1;22(5):1411-7.

41. Arom KV, Flavin TF, Emery RW, Kshettry VR, Petersen RJ, Janey PA. Is low ejection fraction safe for off-pump coronary bypass operation? Ann. Thorac. Surg. 2000 Sep;70(3):1021-5.

42. Shennib H, Endo M, Benhamed O, Morin JF. Surgical revascularization in patients with poor left ventricular function: on- or off-pump? Ann. Thorac. Surg. 2002 Oct;74(4):S1344-7.

43. Ascione R, Narayan P, Rogers CA, Lim KH, Capoun R, Angelini GD. Early and midterm clinical outcome in patients with severe left ventricular dysfunction undergoing coronary artery surgery. Ann. Thorac. Surg. 2003 Sep;76(3):793-9.

44. Hillis GS, Zehr KJ, Williams AW, Schaff HV, Orzulak TA, Daly RC, et al. Outcome of patients with low ejection fraction undergoing coronary artery bypass grafting: renal function and mortality after 3.8 years. Circulation. 2006 Jul 4;114(1 Suppl):I414-9.

45. Darwazah AK, Abu Sham'a RA, Hussein E, Hawari MH, Ismail H. Revascularização do miocárdio em doentes com fração de ejeção baixa < ou =35%: efeito da técnica da bomba na morbilidade e mortalidade precoces. J. Card. Surg. 2006 Jan-Fev;21(1):22-7.

46. Sharoni E, Song HK, Peterson RJ, Guyton RA, Puskas JD. Off pump coronary artery bypass surgery for significant left ventricular dysfunction: safety, feasibility, and trends in methodology over time--an early experience. Heart. 2006 Apr;92(4):499-502.

47. Wu FY, Lu YC, Lai ST, Weng ZC, Huang CH. Coronary artery bypass grafting in patients with left ventricular dysfunction. J. Chin. Med. Assoc. 2006 May;69(5):218-23.

48. Filsoufi F, Rahmanian PB, Castillo JG, Chikwe J, Kini AS, Adams DH. Results and predictors of early and late outcome of coronary artery bypass grafting in patients with severely depressed left ventricular function. Ann. Thorac. Surg. 2007 Sep;84(3):808-16.

49. Youn YN, Chang BC, Hong YS, Kwak YL, Yoo KJ. Early and mid-term impacts of cardiopulmonary bypass on coronary artery bypass grafting in patients with poor left ventricular dysfunction: a propensity score analysis. Circ. J. 2007 Sep;71(9):1387-94.

50. Attaran S, Shaw M, Bond L, Pullan MD, Fabri BM. Does off-pump coronary artery revascularization improve the long-term survival in patients with ventricular dysfunction? Interact. Cardiovasc. Thorac. Surg. 2010 Oct;11(4):442-6.

51. Caputti GM, Palma JH, Gaia DF, Buffolo E. Cirurgia de revascularização do miocárdio sem circulação extracorpórea em pacientes selecionados é superior à abordagem convencional para pacientes com função ventricular esquerda gravemente deprimida. Clínicas (São Paulo). 2011;66(12):2049-53.

52. Emmert M, Salzberg S, Seifert B, Schurr U, Theusinger O, Hoerstrup S, et al, editores. Off-pump surgery is not a contraindication for patients with a severely decreased ejection fraction. Heart. Surg. Forum; 2011.

53. Keeling WB, Williams ML, Slaughter MS, Zhao Y, Puskas JD. Off-pump and on-pump coronary revascularization in patients with low ejection fraction: a report from the society of thoracic surgeons national database. Ann. Thorac. Surg. 2013 Jul;96(1):83-8: discussão 8-9.

54. Ueki C, Sakaguchi G, Akimoto T, Ohashi Y, Sato H. On-pump beating-heart technique is associated with lower morbidity and mortality following coronary artery bypass grafting: a meta-analysis. Eur. J. Cardiothorac. Surg. 2016 Nov;50(5):813-21.

55. Wang W, Wang Y, Piao H, Li B, Wang T, Li D, et al. Resultados Precoces e Médios da Revascularização do Miocárdio com CEC versus Revascularização do Miocárdio sem CEC em Pacientes com Disfunção Ventricular Esquerda Moderada. Braz. J. Cardiovasc. Surg. 2019 Jan-Fev;34(1):62-9.

56. MHIRI F. Résultats de la revascularisation myocardique chirurgicale en cas de dysfonction ventriculaire gauche [Thèse: Medical Research thesis]. Sfax: Universidade de Sfax; 2020.

57. Tribak M, Konate M, Saidi S, Mahfoudi L, Elhassani A, Leghlimi LH, et al. Coronary bypass surgery in patients with severe left ventricular systolic dysfunction: short- and long-term results. Ann. Cardiol. Angeiol (Paris). Fev 2022;71(1):11-6.

58. Emmert MY, Salzberg SP, Theusinger OM, Rodriguez H, Sundermann SH, Plass A, et al. Off-pump surgery for the poor ventricle? Heart Vessels. 2012 May;27(3):258-64.

59. Neumann F-J, Sousa-Uva M, Ahlsson A, Alfonso F, Banning A, Benedetto U, et al. 2018 Diretrizes ESC/EACTS sobre revascularização do miocárdio. Revista europeia do coração. 2019;40(2):87-165.

60. Shah S, Benedetto U, Caputo M, Angelini GD, Vohra HA. Comparison of the survival between coronary artery bypass graft surgery versus percutaneous coronary intervention in patients with poor left ventricular function (ejection fraction <30%): a propensity-matched analysis. Eur. J. Cardiothorac. Surg. 2019 Feb 1;55(2):238-46.

61. Velazquez EJ, Lee KL, Jones RH, Al-Khalidi HR, Hill JA, Panza JA, et al. Coronary-Artery Bypass Surgery in Patients with Ischemic Cardiomyopathy. N. Engl. J. Med. 2016 Abr 21;374(16):1511-20.

62. Emmert MY, Salzberg SP, Seifert B, Rodriguez H, Plass A, Hoerstrup SP, et al. Is off-pump superior to conventional coronary artery bypass grafting in diabetic patients with multivessel disease? Eur. J. Cardiothorac. Surg. 2011 Jul;40(1):233-9.

63. Saito A, Motomura N, Miyata H, Takamoto S, Kyo S, Ono M, Japan Cardiovascular Surgery Database O. Age-specific risk stratification in 13488 isolated coronary artery bypass grafting procedures. Interact. Cardiovasc. Thorac. Surg. 2011 Apr;12(4):575-80.

64. Miśkowiec D, Walczak A, Ostrowski S, Wrona E, Bartczak K, Jaszewski R. Revascularização isolada da artéria coronária em circulação extracorporal em doentes com mais de 65 anos - a idade ainda é importante? Kardiochir. Torakochirurgia Pol (Online). 2014 Jun;11(2):191-9.

65. Flather M, Rhee J-W, Boothroyd DB, Boersma E, Brooks MM, Carrié D, et al. The effect of age on outcomes of coronary artery bypass surgery compared with balloon angioplasty or bare-metal stent implantation among patients with multivessel coronary disease: a collaborative analysis of individual patient data from 10 randomized trials. J. Am. Coll. Cardiol. 2012;60(21):2150-7.

66. Naughton C, Feneck RO, Roxburgh J. Early and late predictors of mortality following on-pump coronary artery bypass graft surgery in the elderly as compared to a younger population. Eur. J. Cardiothorac. Surg. 2009;36(4):621-7.

67. Rocha AS, Pittella FJ, Lorenzo AR, Barzan V, Colafranceschi AS, Brito JO, et al. A idade influencia os resultados em pacientes com 70 anos ou mais submetidos à cirurgia de revascularização do miocárdio isolada. Rev. Bras. Cir. Cardiovasc. 2012 Jan-Mar;27(1):45-51.

68. Safaie N, Montazerghaem H, Jodati A, Maghamipour N. In-hospital complications of coronary artery bypass graft surgery in patients older than 70 years. J. cardiovasc. thorac. res. 2015;7(2):60.

69. Hassan A, Chiasson M, Buth K, Hirsch G. Women have worse long-term outcomes after coronary artery bypass grafting than men. The Canadian journal of cardiology. 2005;21(9):757-62.

70. Ahmed WA, Tully PJ, Knight JL, Baker RA. O sexo feminino como preditor independente de morbilidade e sobrevivência após cirurgia de revascularização do miocárdio isolada. The Annals of thoracic surgery. 2011;92(1):59-67.

71. Alam M, Bandeali SJ, Kayani WT, Ahmad W, Shahzad SA, Jneid H, et al. Comparação por meta-análise da mortalidade após cirurgia de revascularização do miocárdio isolada em mulheres versus homens. Am. J. Cardiol. 2013 Aug 1;112(3):309-17.

72. Ergunes K, Yilik L, Yetkin U, Lafci B, Bayrak S, Ozpak B, Gurbuz A. Early and Mid-term Outcomes in Female Patients Undergoing Isolated Conventional Coronary Surgery. J. cardiovasc. thorac. res. 2014;6(2):105-10.

73. Khan JK, Shahabuddin S, Khan S, Bano G, Hashmi S, Sami SA. Coronary artery bypass grafting in South Asian patients: Impact of gender. Ann Med Surg (Lond). 2016 Aug;9:33-7.

74. Koch CG, Khandwala F, Nussmeier N, Blackstone EH. Gender and outcomes after coronary artery bypass grafting: a propensity-matched comparison. J. Thorac. Cardiovasc. Surg. 2003 Dec;126(6):2032-43.

75. Cloin EC, Noyez L. Myocardial revascularisation in women: evaluation of hospital mortality and morbidity. Neth. Heart J. 2006 Feb;14(2):49-54.

76. Solimene MC. Doença coronariana na mulher: um desafio para o século XXI. Clínicas (São Paulo). 2010;65(1):99-106.

77. Clough RA, Leavitt BJ, Morton JR, Plume SK, Hernandez F, Nugent W, et al. The effect of comorbid illness on mortality outcomes in cardiac surgery. Arch. Surg. 2002 Apr;137(4):428-32; discussão 32-3.

78. Aronson S, Boisvert D, Lapp W. A hipertensão sistólica isolada está associada a resultados adversos da cirurgia de revascularização do miocárdio. Anesth. Analg. 2002;94(5):1079-84.

79. Örki T, Adademir T, Aksüt M, Çevirme D, Kırali K, Alp M, Çakalağaoğlu KC. Factores associados à mortalidade precoce em doentes em hemodiálise submetidos a cirurgia de bypass da artéria coronária. Cardiovasc. J. Afr. 2017;28(2):108-11.

80 Kuduvalli M, Grayson AD, Oo AY, Fabri BM, Rashid A. The effect of obesity on mid-term survival following coronary artery bypass surgery. Eur. J. Cardiothorac. Surg. 2003 Mar;23(3):368-73.

81. Kunadian B, Dunning J, Millner RW. Modifiable risk factors remain significant causes of medium term mortality after first time Coronary artery bypass grafting. J. Cardiothorac. Surg. 2007 Dec 3;2(1):51.

82. Gürbüz HA, Durukan AB, Salman N, Uçar Hİ, Yorgancıoğlu C. A obesidade ainda é um fator de risco na cirurgia de bypass da artéria coronária. Anadolu Kardiyol. Derg. 2014;14(7).

83. Devarajan J, Vydyanathan A, You J, Xu M, Sessler DI, Sabik JF, Bashour CA. The association between body mass index and outcome after coronary artery bypass grafting operations. Eur. J. Cardiothorac. Surg. 2016;50(2):344-9.

84. Terada T, Johnson JA, Norris C, Padwal R, Qiu W, Sharma AM, et al. Severe obesity is associated with increased risk of early complications and extended length of stay following coronary artery bypass grafting surgery. Journal of the American Heart Association. 2016;5(6):e003282.

85. Harvey R, Haluska B, Mundy J, Wood A, Griffin R, Shah P. Association between body mass index and outcome of coronary artery bypass. Asian Cardiovascular and Thoracic Annals. 2011;19(5):333-8.

86. Shahabuddin S, Perveen S, Furnaz S, Fatimi S, Sami S, Sharif H. Body mass index -predictor of outcome after coronary artery bypass grafting. Asian Cardiovasc. Thorac. Ann. 2013 Apr;21(2):176-80.

87. Ao H, Wang X, Xu F, Zheng Z, Chen M, Li L, et al. The impact of body mass index on short- and long-term outcomes in patients undergoing coronary artery graft bypass. PLoS One. 2014;9(4):e95223.

88. Furnaz S. Body Mass Index (BMI) as A Predictor of Outcome After Coronary Artery Bypass Grafting: An Asian Perspective [Índice de Massa Corporal (IMC) como preditor de resultados após cirurgia de revascularização do miocárdio: uma perspetiva asiática]. Value Health. 2014;17(7):A759.

89. van Straten AH, Hamad MAS, van Zundert AA, Martens EJ, Schönberger JP, de Wolf AM. Preoperative renal function as a predictor of survival after coronary artery bypass grafting: comparison with a matched general population. The journal of thoracic and cardiovascular surgery. 2009;138(4):971-6.

90. Romero-Corral A, Montori VM, Somers VK, Korinek J, Thomas RJ, Allison TG, et al. Association of bodyweight with total mortality and with cardiovascular events in coronary artery disease: a systematic review of cohort studies. Lancet. 2006 Aug 19;368(9536):666-78.

91. Le-Bert G, Santana O, Pineda AM, Zamora C, Lamas GA, Lamelas J. The obesity paradox in elderly obese patients undergoing coronary artery bypass surgery. Interact. Cardiovasc. Thorac. Surg. 2011 Aug;13(2):124-7.

92. Benedetto U, Danese C, Codispoti M. Obesity paradox in coronary artery bypass grafting: myth or reality? J. Thorac. Cardiovasc. Surg. 2014 May;147(5):1517-23.

93. Reeves BC, Ascione R, Chamberlain MH, Angelini GD. Effect of body mass index on early outcomes in patients undergoing coronary artery bypass surgery. J. Am. Coll. Cardiol. 2003 Aug 20;42(4):668-76.

94. Atalan N, Fazliogullari O, Kunt AT, Basaran C, Gurer O, Sitilci T, et al. Effect of body mass index on early morbidity and mortality after isolated coronary artery bypass graft surgery. J. Cardiothorac. Vasc. Anesth. 2012 Oct;26(5):813-7.

95. Nauffal V, Schwann TA, Yammine MB, El-Hage-Sleiman AK, El Zein MH, Kabour A, et al. Impact of prior intracoronary stenting on late outcomes of coronary artery bypass surgery in diabetics with triple-vessel disease. J. Thorac. Cardiovasc. Surg. 2015 May;149(5):1302-9.

96. Stevens LM, Khairy P, Agnihotri AK. Coronary artery bypass grafting after recent or remote percutaneous coronary intervention in the Commonwealth of Massachusetts. Circ. Cardiovasc. Interv. 2010 Oct;3(5):460-7.

97. Efird JT, O'Neal WT, O'Neal JB, Ferguson TB, Chitwood WR, Kypson AP. Effect of peripheral arterial disease and race on survival after coronary artery bypass grafting. Ann. Thorac. Surg. 2013 Jul;96(1):112-8.

98. Shay JW, Homma N, Zhou R, Naseer MI, Chaudhary AG, Al-Qahtani M, et al. Resumos da 3ª Conferência Internacional de Medicina Genómica (3ª IGMC 2015) : Jeddah, Reino da Arábia Saudita. 30 de novembro - 3 de dezembro de 2015. BMC Genomics. 2016 Jul 20;17 Suppl 6(Suppl 6):487.

99. Roffi M, Ribichini F, Castriota F, Cremonesi A. Management of combined severe carotid and coronary artery disease. Curr. Cardiol. Rep. 2012 Apr;14(2):125-34.

100. da Rosa MP, Schwendler R, Lopes R, Portal VL. A Estenose da Artéria Carótida Associada ao Aumento da Mortalidade em Pacientes Submetidos à Revascularização do Miocárdio: Experiência de um Único Centro. Open Cardiovasc. Med. J. 2013;7:76-81.

101. Augoustides JG. Advances in the management of carotid artery disease: focus on recent evidence and guidelines. J. Cardiothorac. Vasc. Anesth. 2012 Feb;26(1):166-71.

102. Abid L, Hammami R, Chamtouri I, Drissa M, Boudiche S, Bahloul M, et al. Epidemiologic features and management of hypertension in Tunisia, the results from the Hypertension National Registry (NaTuRe HTN). BMC Cardiovasc. Disord. 2022 Mar 29;22(1):131.

103. Goursaud S, Du Cheyron D. Cardiorenal syndrome: diagnosis, pathophysiology and management. Intensive care medicine. 2014;23(6):585-94.

104. Jankowski J, Floege J, Fliser D, Bohm M, Marx N. Cardiovascular Disease in Chronic Kidney Disease: Pathophysiological Insights and Therapeutic Options. Circulação. 2021 Mar 16;143(11):1157-72.

105. Doenst T, Haddad H, Stebbins A, Hill JA, Velazquez EJ, Lee KL, et al. Renal Function and Coronary Bypass Surgery in Patients With Ischemic Heart Failure-Insights From the STICH Trial. Circulation. 2018;138(Suppl_1):A11902-A.

106. Minakata K, Bando K, Tanaka S, Takanashi S, Konishi H, Miyamoto Y, et al. Doença renal crónica pré-operatória como um forte preditor de infeção pós-operatória e mortalidade após cirurgia de revascularização do miocárdio. Circ. J. 2014;78(9):2225-31.

107. Kalantar-Zadeh K, Jafar TH, Nitsch D, Neuen BL, Perkovic V. Chronic kidney disease. Lancet. 2021 Aug 28;398(10302):786-802.

108. Coresh J, Turin TC, Matsushita K, Sang Y, Ballew SH, Appel LJ, et al. Decline in estimated glomerular filtration rate and subsequent risk of end-stage renal disease and mortality. JAMA. 2014 Jun 25;311(24):2518-31.

109. Howell NJ, Keogh BE, Bonser RS, Graham TR, Mascaro J, Rooney SJ, et al. Mild renal dysfunction predicts in-hospital mortality and post-discharge survival following cardiac surgery. Eur. J. Cardiothorac. Surg. 2008 Aug;34(2):390-5; discussão 5.

110. Jayasekera H, Harvey R, Pinto N, Mundy J, Wood A, Beller E, et al, editores. Primary coronary artery bypass surgery in the presence of decreasing preoperative renal function: effect on short-term outcomes. Heart. Surg. Forum; 2012.

111. Holzmann MJ, Sartipy U. Relação entre disfunção renal pré-operatória e eventos cardiovasculares (acidente vascular cerebral, enfarte do miocárdio, ou insuficiência cardíaca ou morte) no prazo de três meses após a cirurgia de revascularização do miocárdio isolada. The American journal of cardiology. 2013;112(9):1342-6.

112. O'Boyle F, Mediratta N, Chalmers J, Al-Rawi O, Mohan K, Shaw M, Poullis M. Long-term survival of patients with pulmonary disease undergoing coronary artery bypass surgery. Eur. J. Cardiothorac. Surg. 2013 Apr;43(4):697-703.

113. Ho PM, Arciniegas DB, Grigsby J, McCarthy M, Jr, McDonald GO, Moritz TE, et al. Predictors of cognitive decline following coronary artery bypass graft surgery. Ann. Thorac. Surg. 2004 Feb;77(2):597-603; discussão

114. Samuels LE, Kaufman MS, Morris RJ, Promisloff R, Brockman SK. Coronary artery bypass grafting in patients with COPD. Chest. 1998 Apr;113(4):878-82.

115. Bingol H, Cingoz F, Balkan A, Kilic S, Bolcal C, Demirkilic U, Tatar H. The effect of oral prednisolone with chronic obstructive pulmonary disease undergoing coronary artery bypass surgery. J. Card. Surg. 2005 May-Jun;20(3):252-6.

116. Leavitt BJ, Ross CS, Spence B, Surgenor SD, Olmstead EM, Clough RA, et al. Long-term survival of patients with chronic obstructive pulmonary disease undergoing coronary artery bypass surgery. Circulation. 2006 Jul 4;114(1 Suppl):I430-4.

117. Savas Oz B, Kaya E, Arslan G, Karabacak K, Cingoz F, Arslan M. Pre-treatment before coronary artery bypass surgery improves post-operative outcomes in moderate chronic obstructive pulmonary disease patients: cardiovascular topics. Cardiovasc. J. Afr. 2013;24(5):184-7.

118. Ueki C, Miyata H, Motomura N, Sakaguchi G, Akimoto T, Takamoto S. Off-pump versus on-pump coronary artery bypass grafting in patients with left ventricular dysfunction. J. Thorac. Cardiovasc. Surg. 2016 Apr;151(4):1092-8.

119. Nagendran J, Norris CM, Graham MM, Ross DB, Macarthur RG, Kieser TM, et al. Revascularização coronária para pacientes com disfunção ventricular esquerda grave. Ann. Thorac. Surg. 2013 Dec;96(6):2038-44.

120 Algarni KD, Elhenawy AM, Maganti M, Collins S, Yau TM. Decreasing prevalence but increasing importance of left ventricular dysfunction and reoperative surgery in prediction of mortality in coronary artery bypass surgery: trends over 18 years. J. Thorac. Cardiovasc. Surg. 2012 Aug;144(2):340-6, 6 e1.

121. Fukui T, Tabata M, Morita S, Takanashi S. Early and long-term outcomes of coronary artery bypass grafting in patients with acute coronary syndrome versus stable angina pectoris. J. Thorac. Cardiovasc. Surg. 2013 Jun;145(6):1577-83, 83 e1.

122. Dayan V, Soca G, Parma G, Mila R. A cirurgia precoce de bypass da artéria coronária melhora a sobrevivência no enfarte agudo do miocárdio sem supradesnivelamento do segmento ST? Interact. Cardiovasc. Thorac. Surg. 2013;17(1):140-2.

123. Nichols EL, McCullough JN, Ross CS, Kramer RS, Westbrook BM, Klemperer JD, et al. Optimal Timing From Myocardial Infarction to Coronary Artery Bypass Grafting on Hospital Mortality. Ann. Thorac. Surg. 2017 Jan;103(1):162-71.

124. Lang Q, Qin C, Meng W. Momento apropriado da cirurgia de enxerto de artéria coronária para pacientes com infarto agudo do miocárdio: uma meta-análise. Front Cardiovasc Med. 2022;9:794925.

125. Lorusso R, La Canna G, Ceconi C, Borghetti V, Totaro P, Parrinello G, et al. Long-term results of coronary artery bypass grafting procedure in the presence of left ventricular dysfunction and hibernating myocardium. Eur. J. Cardiothorac. Surg. 2001 Nov;20(5):937-48.

126. Nalla BP, Freedman J, Hare GM, Mazer CD. Update on blood conservation for cardiac surgery. J. Cardiothorac. Vasc. Anesth. 2012 Feb;26(1):117-33.

127. Rigal JC, Florence D, Marc A, Gaillard A, Betbeze V, Rozec B. Evaluation of the transfusion rate for coronary artery bypass grafting (CABG) and aortic valve replacement (AVR) performed with bypass grafting, measurement of the impact of blood-sparing strategies. Transfus. Clin. Biol. Nov 2018;25(4):316.

128. Koch CG, Li L, Duncan AI, Mihaljevic T, Cosgrove DM, Loop FD, et al. Morbidity and mortality risk associated with red blood cell and blood-component transfusion in isolated coronary artery bypass grafting. Crit. Care Med. 2006 Jun;34(6):1608-16.

129. Paone G, Likosky DS, Brewer R, Theurer PF, Bell GF, Cogan CM, Prager RL. A transfusão de 1 e 2 unidades de glóbulos vermelhos está associada ao aumento da morbidade e mortalidade. Os Anais da cirurgia torácica. 2014;97(1):87-94.

130. Pagano D, Milojevic M, Meesters MI, Benedetto U, Bolliger D, von Heymann C, et al. 2017 EACTS/EACTA Guidelines on patient blood management for adult cardiac surgery. Eur. J. Cardiothorac. Surg. 2018 Jan 1;53(1):79-111.

131. Society of Thoracic Surgeons Blood Conservation Guideline Task F, Ferraris VA, Brown JR, Despotis GJ, Hammon JW, Reece TB, et al. 2011 update to the Society of Thoracic Surgeons and the Society of Cardiovascular Anesthesiologists blood conservation clinical practice guidelines. Ann. Thorac. Surg. 2011 Mar;91(3):944-82.

132. Agarwal GR, Krishna N, Raveendran G, Jose R, Padmanabhan M, Jayant A, Varma PK. Early outcomes in patients undergoing off-pump coronary artery bypass grafting. Indian J Thorac Cardiovasc Surg. 2019 Apr;35(2):168-74.

133. Shroyer AL, Grover FL, Hattler B, Collins JF, McDonald GO, Kozora E, et al. On-pump versus off-pump coronary-artery bypass surgery. N. Engl. J. Med. 2009 Nov 5;361(19):1827-37.

134. Tennyson C, Lee R, Attia R. Is there a role for HbA1c in predicting mortality and morbidity outcomes after coronary artery bypass graft surgery? Interact. Cardiovasc. Thorac. Surg. 2013;17(6):1000-8.

135. Munnee K, Bundhun PK, Quan H, Tang Z. Comparing the Clinical Outcomes Between Insulin-treated and Non-insulin-treated Patients With Type 2 Diabetes Mellitus After Coronary Artery Bypass Surgery: A Systematic Review and Meta-analysis. Medicine (Baltimore). 2016 Mar;95(10):e3006.

136. Strahan S, Harvey RM, Campbell-Lloyd A, Beller E, Mundy J, Shah P. Diabetic control and coronary artery bypass: effect on short-term outcomes. Asian Cardiovasc. Thorac. Ann. 2013 Jun;21(3):281-7.

137. Pang PY, Lim YP, Ong KK, Chua YL, Sin YK. Vencedor do Prémio Jovem Cirurgião 2015: Long-term Prognosis in Patients with Diabetes Mellitus after Coronary Artery Bypass Grafting: A Propensity-Matched Study [Prognóstico a longo prazo em pacientes com diabetes mellitus após cirurgia de revascularização do miocárdio: um estudo de propensão. Ann. Acad. Med. Singapore. 2016 Mar;45(3):83-90.

138. Anaesthetic Management For Enhanced Recovery After Cardiac Surgery (ERACS). Em: Sofjan IP, McCutchan A. StatPearls [Internet]: StatPearls Publishing; 2022.

139. Soliman Hamad MA, van Straten AH, Schönberger JP, ter Woorst JF, de Wolf AM, Martens EJ, van Zundert AA. A fração de ejeção pré-operatória como preditor de sobrevivência após cirurgia de revascularização do miocárdio: comparação com uma população geral. J. Cardiothorac. Surg. 2010;5(1):1-8.

140 Shroyer AL, Coombs LP, Peterson ED, Eiken MC, DeLong ER, Chen A, et al. The Society of Thoracic Surgeons: 30-day operative mortality and morbidity risk models. Ann. Thorac. Surg. 2003 Jun;75(6):1856-64; discussão 64-5.

141. Davoodi S, Karimi A, Ahmadi SH, Marzban M, Movahhedi N, Abbasi K, et al. Coronary artery bypass grafting in patients with low ejection fraction: the effect of intra-aortic balloon pump insertion on early outcome. Indian J. Med. Sci. 2008 Aug;62(8):314-22.

142. Ding W, Ji Q, Shi Y, Ma R. Preditores da síndrome de baixo débito cardíaco após cirurgia de revascularização do miocárdio isolada. Int. Heart J. 2015;56(2):144-9.

143. Gatti G, Maschietto L, Dell'Angela L, Benussi B, Forti G, Dreas L, et al. Predictors of immediate and long-term outcomes of coronary bypass surgery in patients with left ventricular dysfunction. Heart Vessels. 2016 Jul;31(7):1045-55.

144. Alderman EL, Bourassa MG, Cohen LS, Davis KB, Kaiser GG, Killip T, et al. Dez anos de seguimento da sobrevivência e enfarte do miocárdio no estudo aleatório Coronary Artery Surgery Study. Circulation. 1990 Nov;82(5):1629-46.

145. Braunwald E, Kloner RA. The stunned myocardium: prolonged, postischemic ventricular dysfunction. Circulation. 1982 Dec;66(6):1146-9.

146. Ait Houssa M, Moutakiallah Y, Abdou A, Selkane C, Amahzoune B, Drissi M, et al. Results of coronary bypass surgery in cases of left ventricular dysfunction (comparison of beating heart and bypass surgery). Ann. Cardiol. Angeiol (Paris). agosto de 2013;62(4):241-7.

147. HATTACH L. Revascularização por cirurgia de revascularização do miocárdio em pacientes com disfunção ventricular esquerda com fração de ejeção ≤35% de origem isquêmica [Tese: Tese de Pesquisa Médica]. Rabat: Mohammed V Univeristy; 2017.

148. Cortigiani L, Bigi R, Sicari R. Is viability still viable after the STICH trial? Eur. Heart J. Cardiovasc. Imaging. 2012 Mar;13(3):219-26.

149. Afridi I, Grayburn PA, Panza JA, Oh JK, Zoghbi WA, Marwick TH. Myocardial viability during dobutamine echocardiography predicts survival in patients with coronary artery disease and severe left ventricular systolic dysfunction. J. Am. Coll. Cardiol. 1998 Oct;32(4):921-6.

150. Senior R, Kaul S, Lahiri A. Myocardial viability on echocardiography predicts long-term survival after revascularization in patients with ischemic congestive heart failure. J. Am. Coll. Cardiol. 1999 Jun;33(7):1848-54.

151. Sawada S, Bapat A, Vaz D, Weksler J, Fineberg N, Greene A, et al. Incremental value of myocardial viability for prediction of long-term prognosis in cirurgically revascularized patients with left ventricular dysfunction. J. Am. Coll. Cardiol. 2003 Dec 17;42(12):2099-105.

152. Bax JJ, Poldermans D, Elhendy A, Cornel JH, Boersma E, Rambaldi R, et al. Melhoria da fração de ejeção do ventrículo esquerdo, sintomas de insuficiência cardíaca e prognóstico após revascularização em doentes com doença arterial coronária crónica e miocárdio viável detectado por ecocardiografia de esforço com dobutamina. J. Am. Coll. Cardiol. 1999 Jul;34(1):163-9.

153. Chaudhry FA, Tauke JT, Alessandrini RS, Vardi G, Parker MA, Bonow RO. Prognostic implications of myocardial contractile reserve in patients with coronary artery disease and left ventricular dysfunction. J. Am. Coll. Cardiol. 1999 Sep;34(3):730-8.

154. Sicari R, Picano E, Cortigiani L, Borges AC, Varga A, Palagi C, et al. Valor prognóstico da viabilidade miocárdica reconhecida pela ecocardiografia de baixa dose de dobutamina na disfunção isquémica crónica do ventrículo esquerdo. Am. J. Cardiol. 2003 Dec 1;92(11):1263-6.

155. Pasquet A, Robert A, D'Hondt AM, Dion R, Melin JA, Vanoverschelde JL. Prognostic value of myocardial ischemia and viability in patients with chronic left ventricular ischemic dysfunction. Circulation. 1999 Jul 13;100(2):141-8.

156. Karabulut A, Cakmak M. Treatment strategies in the left main coronary artery disease associated with acute coronary syndromes. J Saudi Heart Assoc. 2015 Oct;27(4):272-6.

157. Mickleborough LL, Carson S, Tamariz M, Ivanov J. Results of revascularization in patients with severe left ventricular dysfunction. J. Thorac. Cardiovasc. Surg. 2000 Mar;119(3):550-7.

158. Ertelt K, Genereux P, Mintz GS, Reiss GR, Kirtane AJ, Madhavan MV, et al. Impacto da gravidade da calcificação da artéria coronária em eventos clínicos em pacientes submetidos a cirurgia de revascularização do miocárdio (do Acute Catheterization and Urgent Intervention Triage Strategy Trial). Am. J. Cardiol. 2013 Dec 1;112(11):1730-7.

159. Bourantas CV, Zhang YJ, Garg S, Mack M, Dawkins KD, Kappetein AP, et al. Implicações prognósticas da calcificação coronária grave em pacientes submetidos a cirurgia de bypass da artéria coronária: uma análise do estudo SYNTAX. Catheter. Cardiovasc. Interv. 2015 Feb 1;85(2):199-206.

160 Cao C, Indraratna P, Ang SC, Manganas C, Park J, Bannon PG, Yan TD. Should clopidogrel be discontinued before coronary artery bypass grafting for patients with acute coronary syndrome? A systematic review and meta-analysis. J. Thorac. Cardiovasc. Surg. 2014 Dec;148(6):3092-8.

161. Sorsa T, Pollesello P, Solaro RJ. The contractile apparatus as a target for drugs against heart failure: interaction of levosimendan, a calcium sensitiser, with cardiac troponin c. Mol. Cell. Biochem. 2004 Nov;266(1-2):87-107.

162. Paakkonen K, Annila A, Sorsa T, Pollesello P, Tilgmann C, Kilpelainen I, et al. Estrutura em solução e dinâmica da cadeia principal do domínio regulador (resíduos 1-91) da troponina cardíaca humana C. J. Biol. Chem. 1998 Jun 19;273(25):15633-8.

163 Endoh M. Mechanisms of action of novel cardiotonic agents. J. Cardiovasc. Pharmacol. 2002 Sep;40(3):323-38.

164. Tholen M, Ricksten SE, Lannemyr L. Effects of levosimendan on renal blood flow and glomerular filtration in patients with acute kidney injury after cardiac surgery: a double blind, randomized placebo-controlled study. Crit. Care. 2021 Jun 12;25(1):207.

165. Bove T, Calabro MG, Landoni G, Aletti G, Marino G, Crescenzi G, et al. The incidence and risk of acute renal failure after cardiac surgery. J. Cardiothorac. Vasc. Anesth. 2004 Aug;18(4):442-5.

166. Harrison RW, Hasselblad V, Mehta RH, Levin R, Harrington RA, Alexander JH. Effect of levosimendan on survival and adverse events after cardiac surgery: a meta-analysis. J. Cardiothorac. Vasc. Anesth. 2013 Dec;27(6):1224-32.

167 Cholley B, Caruba T, Grosjean S, Amour J, Ouattara A, Villacorta J, et al. Effect of Levosimendan on Low Cardiac Output Syndrome in Patients With Low Ejection Fraction Undergoing Coronary Artery Bypass Grafting With Cardiopulmonary Bypass: The LICORN Randomized Clinical Trial. JAMA. 2017 Aug 8;318(6):548-56.

168. Landoni G, Lomivorotov VV, Alvaro G, Lobreglio R, Pisano A, Guarracino F, et al. Levosimendan for Hemodynamic Support after Cardiac Surgery. N. Engl. J. Med. 2017 maio 25;376(21):2021-31.

169. Mehta RH, Van Diepen S, Meza J, Bokesch P, Leimberger JD, Tourt-Uhlig S, et al. Levosimendan in patients with left ventricular systolic dysfunction undergoing cardiac surgery on cardiopulmonary bypass: Rationale and study design of the Levosimendan in Patients with Left Ventricular Systolic Dysfunction Undergoing Cardiac Surgery Requiring Cardiopulmonary Bypass (LEVO-CTS) trial. Am. Heart J. 2016 Dec;182:62-71.

170 Guarracino F, Heringlake M, Cholley B, Bettex D, Bouchez S, Lomivorotov VV, et al. Use of Levosimendan in Cardiac Surgery: An Update After the LEVO-CTS, CHEETAH, and LICORN Trials in the Light of Clinical Practice. J. Cardiovasc. Pharmacol. 2018 Jan;71(1):1-9.

171 Caruba T, Hourton D, Sabatier B, Rousseau D, Tibi A, Hoffart-Jourdain C, et al. Fundamentação e desenho do ensaio multicêntrico aleatório que investiga os efeitos do pré-tratamento com levosimendan em doentes com fração de ejeção baixa (≤ 40%) submetidos a CABG com circulação extracorporal (estudo LICORN). J. Cardiothorac. Surg. 2016;11:1-7.

172. Schiefenhovel F, Berger C, Penkova L, Grubitzsch H, Haller B, Meyer A, et al. Influência do momento da administração de Levosimendan nos resultados da cirurgia cardíaca. Front Cardiovasc Med. 2023;10:1213696.

173. Bouabdallaoui N, Stevens SR, Doenst T, Petrie MC, Al-Attar N, Ali IS, et al. Society of Thoracic Surgeons Risk Score and EuroSCORE-2 Appropriately Assess 30-Day Postoperative Mortality in the STICH Trial and a Contemporary Cohort of Patients With Left Ventricular Dysfunction Undergoing Surgical Revascularization. Circ. Heart Fail. 2018 Nov;11(11):e005531.

174. Maziak DE, Rao V, Christakis GT, Buth KJ, Sever J, Fremes SE, Goldman BS. Can patients with left main stenosis wait for coronary artery bypass grafting? Ann. Thorac. Surg. 1996 Feb;61(2):552-7.

175. da Rocha ASC, da Silva PRD. Os Pacientes com Doença do Tronco da Coronária Esquerda Podem Esperar pela Cirurgia de Revascularização do Miocárdio? Arq. Bras. Cardiol. 2003;80(2):191-3.

176 Melrose DG, Dreyer B, Bentall HH, Baker JB. Elective cardiac arrest. Lancet. 1955 Jul 2;269(6879):21-2.

177. Lillehei CW, Dewall RA, Gott VL, Varco RL. A correção visual direta da estenose aórtica calcificada por meio de uma bomba-oxigenadora e perfusão retrógrada do seio coronário. Dis. Chest. 1956 Aug;30(2):123-32.

178. Parolari A, Rubini P, Cannata A, Bonati L, Alamanni F, Tremoli E, Biglioli P. Endothelial damage during myocardial preservation and storage. Ann. Thorac. Surg. 2002 Feb;73(2):682-90.

179. Farkouh ME, Domanski M, Sleeper LA, Siami FS, Dangas G, Mack M, et al. Strategies for multivessel revascularization in patients with diabetes. N. Engl. J. Med. 2012 Dec 20;367(25):2375-84.

180. Ovrum E, Tangen G, Tollofsrud S, Oystese R, Ringdal MA, Istad R. Cold blood cardioplegia versus cold crystalloid cardioplegia: a prospective randomized study of 1440 patients undergoing coronary artery bypass grafting. J. Thorac. Cardiovasc. Surg. 2004 Dec;128(6):860-5.

181 Jacob S, Kallikourdis A, Sellke F, Dunning J. Is blood cardioplegia superior to crystalloid cardioplegia? Interact. Cardiovasc. Thorac. Surg. 2008 May;7(3):491-8.

182. Guru V, Omura J, Alghamdi AA, Weisel R, Fremes SE. O sangue é superior à cardioplegia cristaloide? A meta-analysis of randomized clinical trials. Circulation. 2006 Jul 4;114(1 Suppl):I331-8.

183. Zeng J, He W, Qu Z, Tang Y, Zhou Q, Zhang B. A utilização de sangue frio versus cardioplegia cristaloide para proteção do miocárdio em cirurgia cardíaca de adultos: uma meta-análise de estudos controlados e randomizados. J. Cardiothorac. Vasc. Anesth. 2014 Jun;28(3):674-81.

184. Owen CM, Asopa S, Smart NA, King N. Microplegia em cirurgia cardíaca: revisão sistemática e meta-análise. J. Card. Surg. 2020 Oct;35(10):2737-46.

185. Schutz A, Zhang Q, Bertapelle K, Beecher N, Long W, Lee W, et al. Del Nido cardioplegia in coronary surgery: a propensity-matched analysis. Interact. Cardiovasc. Thorac. Surg. 2020 May 1;30(5):699-705.

186 Mallidi HR, Sever J, Tamariz M, Singh S, Hanayama N, Christakis GT, et al. The short-term and long-term effects of warm or tepid cardioplegia. J. Thorac. Cardiovasc. Surg. 2003 Mar;125(3):711-20.

187. Allen BS, Winkelmann JW, Hanafy H, Hartz RS, Bolling KS, Ham J, Feinstein S. Retrograde cardioplegia does not adequately perfuse the right ventricle. J. Thorac. Cardiovasc. Surg. 1995 Jun;109(6):1116-24; discussão 24-6.

188. Candilio L, Malik A, Ariti C, Khan SA, Barnard M, Di Salvo C, et al. A retrospective analysis of myocardial preservation techniques during coronary artery bypass graft surgery: are we protecting the heart? J. Cardiothorac. Surg. 2014 Dec 31;9:184.

189. Ali M, Moeen M, Paras I, Hamid W, Khan S, Chaudhary MH. Efeitos cardioprotetores da cardioplegia de sangue frio anterógrado multiportas versus cardioplegia de sangue frio anterógrado em pacientes com disfunção sistólica do ventrículo esquerdo submetidos a cirurgia de revascularização convencional da artéria coronária. Curēus. 2020 Sep 8; 12 (9): e10308.

190 Radmehr H, Soleimani A, Tatari H, Salehi M. Does combined antegrade-retrograde cardioplegia have any superiority over antegrade cardioplegia? Heart Lung Circ. 2008 Dec;17(6):475-7.

191. Habertheuer A, Kocher A, Laufer G, Andreas M, Szeto WY, Petzelbauer P, et al. Cardioprotecção: uma revisão da prática atual na isquemia global e perspetiva translacional futura. Biomed Res Int. 2014;2014:325725.

192. Guan Z, Guan X, Gu K, Lin X, Lin J, Zhou W, et al. Short-term outcomes of on- vs off-pump coronary artery bypass grafting in patients with left ventricular dysfunction: a systematic review and meta-analysis. J. Cardiothorac. Surg. 2020 May 11;15(1):84.

193. Shaefi S, Mittel A, Loberman D, Ramakrishna H. Off-Pump Versus On-Pump Coronary Artery Bypass Grafting-A Systematic Review and Analysis of Clinical Outcomes. J. Cardiothorac. Vasc. Anesth. 2019 Jan;33(1):232-44.

194. Zhu MZL, Huq MM, Billah BM, Tran L, Reid CM, Varatharajah K, Rosenfeldt FL. Coração pulsante na bomba versus enxerto convencional de bypass da artéria coronária no início após o infarto do miocárdio: uma análise combinada de pontuação de propensão do banco de dados ANZSCTS. Heart Lung Circ. 2019 Ago;28(8):1267-76.

195. Sheikhy A, Fallahzadeh A, Forouzannia K, Pashang M, Tajdini M, Momtahen S, et al. Off-pump versus on-pump coronary artery bypass graft surgery outcomes in patients with severe left ventricle dysfunction: inverse probability weighted study. BMC Cardiovasc. Disord. 2022 Nov 17;22(1):488.

196. Seese L, Sultan I, Wang Y, Navid F, Kilic A. A cirurgia de bypass da artéria coronária sem circulação extracorporal não apresenta uma vantagem de sobrevivência longitudinal em doentes com disfunção ventricular esquerda. J. Card. Surg. 2020 Aug;35(8):1793-801.

197. Spetsotaki K, Zayat R, Donuru S, Autschbach R, Schnoering H, Hatam N. Avaliação do Desempenho do Trabalho Miocárdico do Ventrículo Esquerdo em Pacientes Submetidos à Cirurgia de Revascularização do Miocárdio com e sem CEC. Ann Thorac Cardiovasc Surg. 2020 Oct 21;26(5):276-85.

198. Wang C, Chen J, Gu C, Li J. Análise da sobrevivência após endarterectomia coronária combinada com cirurgia de revascularização do miocárdio em comparação com cirurgia de revascularização do miocárdio isolada: uma meta-análise. Interact. Cardiovasc. Thorac. Surg. 2019 Sep 1;29(3):393-401.

199. Jiang R, Wang Y, Pang L, Sun X, Chu X, Wang F, Huang J. Feasibility of off-pump coronary artery grafting for patients with impaired left ventricular ejection fraction: A retrospective cohort study from a single institutional database. J. Card. Surg. 2021 Jun;36(6):1935-42.

200. Bonatti J, Wallner S, Crailsheim I, Grabenwoger M, Winkler B. Minimally invasive and robotic coronary artery bypass grafting - a 25-year review. J. Thorac. Dis. 2021 Mar;13(3):1922-44.

201. Gaudino M, Bakaeen F, Davierwala P, Di Franco A, Fremes SE, Patel N, et al. New Strategies for Surgical Myocardial Revascularization. Circulation. 2018 Nov 6;138(19):2160-8.

202. Shah PJ, Gordon I, Fuller J, Seevanayagam S, Rosalion A, Tatoulis J, et al. Factores que afectam a patência dos enxertos de veia safena: estudo clínico e angiográfico em 1402 doentes sintomáticos operados entre 1977 e 1999. J. Thorac. Cardiovasc. Surg. 2003 Dec;126(6):1972-7.

203. Caliskan E, de Souza DR, Boning A, Liakopoulos OJ, Choi YH, Pepper J, et al. Saphenous vein grafts in contemporary coronary artery bypass graft surgery. Nat. Rev. Cardiol. 2020 Mar;17(3):155-69.

204. Barner HB. A artéria mamária interna como enxerto livre. J. Thorac. Cardiovasc. Surg. 1973 Aug;66(2):219-21.

205. Calafiore AM, Di Giammarco G, Luciani N, Maddestra N, Di Nardo E, Angelini R. Composite arterial conduits for a wider arterial myocardial revascularization. Ann. Thorac. Surg. 1994 Jul;58(1):185-90.

206. Bical O, Braunberger E, Fischer M, Robinault J, Foiret JC, Fromes Y, et al. Enxerto bilateral de artéria mamária esqueletizada: experiência com 560 pacientes consecutivos. Eur. J. Cardiothorac. Surg. 1996;10(11):971-5; discussão 6.

207. Dion R, Verhelst R, Rousseau M, Goenen M, Ponlot R, Kestens-Servaye Y, Chalant CH. Sequential mammary grafting. Avaliação clínica, funcional e angiográfica 6 meses após a cirurgia em 231 pacientes consecutivos. J. Thorac. Cardiovasc. Surg. 1989 Jul;98(1):80-8; discussão 8-9.

208. Gaudino M, Alessandrini F, Pragliola C, Luciani N, Trani C, Burzotta F, et al. Enxertos compostos de artéria torácica interna e veia safena em Y: resultados angiográficos a curto prazo e perfil vasorreactivo. J. Thorac. Cardiovasc. Surg. 2004 Apr;127(4):1139-44.

209. Buxton BF, Hayward PA, Newcomb AE, Moten S, Seevanayagam S, Gordon I. Choice of conduits for coronary artery bypass grafting: craft or science? Eur. J. Cardiothorac. Surg. 2009 Apr;35(4):658-70.

210 Buxton BF, Ruengsakulrach P, Fuller J, Rosalion A, Reid CM, Tatoulis J. The right internal thoracic artery graft -benefits of grafting the left coronary system and native vessels with a high grade stenosis. Eur. J. Cardiothorac. Surg. 2000 Sep;18(3):255-61.

211. Kim MS, Hwang HY, Kim JS, Oh SJ, Jang MJ, Kim KB. Saphenous vein versus right internal thoracic artery as a Y-composite graft: Five-year angiographic and clinical results of a randomized trial. J. Thorac. Cardiovasc. Surg. 2018 Oct;156(4):1424-33 e1.

212. Serruys PW, Morice MC, Kappetein AP, Colombo A, Holmes DR, Mack MJ, et al. Percutaneous coronary intervention versus coronary-artery bypass grafting for severe coronary artery disease. N. Engl. J. Med. 2009 Mar 5;360(10):961-72.

213. Pretto P, Martins GF, Biscaro A, Kruczan DD, Jessen B. Infarto do miocárdio perioperatório em pacientes submetidos à cirurgia de revascularização do miocárdio. Rev. Bras. Cir. Cardiovasc. 2015 Jan-Mar;30(1):49-54.

214. Lomivorotov VV, Efremov SM, Kirov MY, Fominskiy EV, Karaskov AM. Low-Cardiac-Output Syndrome After Cardiac Surgery (Síndrome de baixo débito cardíaco após cirurgia cardíaca). J. Cardiothorac. Vasc. Anesth. 2017 Feb;31(1):291-308.

215. Sa MP, Nogueira JR, Ferraz PE, Figueiredo OJ, Cavalcante WC, Cavalcante TC, et al. Fatores de risco para a síndrome do baixo débito cardíaco após cirurgia de revascularização do miocárdio. Rev. Bras. Cir. Cardiovasc. 2012 Abr-Jun;27(2):217-23.

216. Nielsen DV, Hansen MK, Johnsen SP, Hansen M, Hindsholm K, Jakobsen C-J. Resultados de saúde com e sem o uso de terapia inotrópica em cirurgia cardíaca: resultados de uma análise de propensão de pontuação. Anesthesiology. 2014;120(5):1098-108.

217. Yoon YH, Ahn JM, Kang DY, Park H, Cho SC, Lee PH, et al. Impacto do SYNTAX Score nos Resultados a 10 Anos Após Revascularização por Doença do Tronco da Artéria Coronária Esquerda. JACC Cardiovasc. Interv. 2020 Feb 10;13(3):361-71.

218. Eriksson HI, Jalonen JR, Heikkinen LO, Kivikko M, Laine M, Leino KA, et al. Levosimendan facilita o desmame do bypass cardiopulmonar em pacientes submetidos a cirurgia de revascularização do miocárdio com função ventricular esquerda comprometida. Ann. Thorac. Surg. 2009 Feb;87(2):448-54.

219. Tritapepe L, De Santis V, Vitale D, Guarracino F, Pellegrini F, Pietropaoli P, Singer M. Levosimendan pre-treatment improves outcomes in patients undergoing coronary artery bypass graft surgery. Br. J. Anaesth. 2009 Feb;102(2):198-204.

220 Levin R, Degrange M, Del Mazo C, Tanus E, Porcile R. O levosimendan pré-operatório diminui a mortalidade e o desenvolvimento de baixo débito cardíaco em doentes de alto risco com disfunção ventricular esquerda grave submetidos a cirurgia de revascularização do miocárdio com circulação extracorporal. Exp. Clin. Cardiol. 2012 Sep;17(3):125-30.

221. van Diepen S, Mehta RH, Leimberger JD, Goodman SG, Fremes S, Jankowich R, et al. Levosimendan in patients with reduced left ventricular function undergoing isolated coronary or valve surgery. J. Thorac. Cardiovasc. Surg. 2020 Jun;159(6):2302-9 e6.

222. JL M. Is epsilon aminocaproic acid as effective as aprotinin in reducing bleeding with cardiac surgery. Circulation. 1999;99:81-9.

223. Karthik S, Grayson AD, McCarron EE, Pullan DM, Desmond MJ. Reexploration for bleeding after coronary artery bypass surgery: risk factors, outcomes, and the effect of time delay. Ann. Thorac. Surg. 2004 Aug;78(2):527-34; discussão 34.

224. Mehta RH, Sheng S, O'Brien SM, Grover FL, Gammie JS, Ferguson TB, et al. Reoperação por hemorragia em pacientes submetidos a cirurgia de bypass da artéria coronária: incidência, factores de risco, tendências temporais e resultados. Circ. Cardiovasc. Qual. Outcomes. 2009 Nov;2(6):583-90.

225. Ruel MA, Rubens FD. Estratégias não-farmacológicas para conservação de sangue em cirurgia cardíaca. Can. J. Anaesth. 2001 Apr;48(4 Suppl):S13-23.

226. Horwich P, Buth KJ, Légaré JF. A fibrilação atrial pós-operatória de início recente está associada a um risco a longo prazo de acidente vascular cerebral e morte após cirurgia cardíaca. Journal of Cardiac Surgery: Including Mechanical and Biological Support for the Heart and Lungs. 2013;28(1):8-13.

227. Mariscalco G, Biancari F, Zanobini M, Cottini M, Piffaretti G, Saccocci M, et al. Ferramenta de cabeceira para prever o risco de fibrilhação auricular pós-operatória após cirurgia cardíaca: o score POAF. J. Am. Coll. Cardiol. 2014 Mar 24;3(2):e000752.

228. Hogue CW, Jr, Palin CA, Arrowsmith JE. A gestão do bypass cardiopulmonar e os resultados neurológicos: uma avaliação baseada em evidências das práticas actuais. Anesth. Analg. 2006 Jul;103(1):21-37.

229. Echahidi N, Pibarot P, O'Hara G, Mathieu P. Mechanisms, prevention, and treatment of atrial fibrillation after cardiac surgery. J. Am. Coll. Cardiol. 2008 Feb 26;51(8):793-801.

230 Tsai YT, Lai CH, Loh SH, Lin CY, Lin YC, Lee CY, et al. Avaliação dos Fatores de Risco e Resultados para Pacientes com Fibrilação Atrial no Pós-operatório de Cirurgia de Revascularização do Miocárdio Isolada. Ata Cardiol Sin. 2015 Sep;31(5):436-43.

231. El-Chami MF, Kilgo P, Thourani V, Lattouf OM, Delurgio DB, Guyton RA, et al. New-onset atrial fibrillation predicts long-term mortality after coronary artery bypass graft. J. Am. Coll. Cardiol. 2010 Mar 30;55(13):1370-6.

232. Sadr-Ameli MA, Alizadeh A, Ghasemi V, Heidarali M. Taquiarritmia ventricular após cirurgia de bypass coronário: incidência e resultados. Asian Cardiovasc. Thorac. Ann. 2013 Oct;21(5):551-7.

233. Lepelletier D, Perron S, Michaud J. Mediastinitis after cardiac surgery: incidence, microbiology and risk factors. Antibiotiques. 2005;7(1):18-22.

234. Lemaignen A, Birgand G, Ghodhbane W, Alkhoder S, Lolom I, Belorgey S, et al. Infeção da ferida esternal após cirurgia cardíaca: incidência e factores de risco de acordo com a apresentação clínica. Clin. Microbiol. Infect. 2015 Jul;21(7):674 e11-8.

235. Beaubien-Souligny W. Insuficiência renal congestiva aguda em cirurgia cardíaca [Tese: Thèse de sciences]: Université de Montréal; 2021.

236. Dardashti A, Ederoth P, Algotsson L, Bronden B, Bjursten H. Incidence, dynamics, and prognostic value of acute kidney injury for death after cardiac surgery. J. Thorac. Cardiovasc. Surg. 2014 Feb;147(2):800-7.

237. Bahar I, Akgul A, Ozatik MA, Vural KM, Demirbag AE, Boran M, Tasdemir O. Acute renal failure following open heart surgery: risk factors and prognosis. Perfusion. 2005 Oct;20(6):317-22.

238. Nigwekar SU, Kandula P, Hix JK, Thakar CV. Off-pump coronary artery bypass surgery and acute kidney injury: a meta-analysis of randomized and observational studies. Am. J. Kidney Dis. 2009 Sep;54(3):413-23.

239. Landoni G, Bove T, Crivellari M, Poli D, Fochi O, Marchetti C, et al. Insuficiência renal aguda após cirurgia de revascularização miocárdica isolada: seis anos de experiência. Minerva Anestesiol. 2007 Nov;73(11):559-65.

240 Sirvinskas E, Andrejaitiene J, Raliene L, Nasvytis L, Karbonskiene A, Pilvinis V, Sakalauskas J. Cardiopulmonary bypass management and acute renal failure: risk factors and prognosis. Perfusion. 2008 Nov;23(6):323-7.

241. Rodrigues AJ, Evora PR, Bassetto S, Alves Junior L, Scorzoni Filho A, Araujo WF, Vicente WV. Fatores de risco para insuficiência renal aguda após cirurgia cardíaca. Rev. Bras. Cir. Cardiovasc. 2009 Out-Dez;24(4):441-6.

242. Karkouti K, Wijeysundera DN, Yau TM, Callum JL, Cheng DC, Crowther M, et al. Acute kidney injury after cardiac surgery: focus on modifiable risk factors. Circulation. 2009 Feb 3;119(4):495-502.

243. Macedo E, Malhotra R, Claure-Del Granado R, Fedullo P, Mehta RL. Defining urine output criterion for acute kidney injury in critically ill patients. Nephrol. Dial. Transplant. 2011 Feb;26(2):509-15.

244. Candela-Toha A, Elias-Martin E, Abraira V, Tenorio MT, Parise D, de Pablo A, et al. Predicting acute renal failure after cardiac surgery: external validation of two new clinical scores. Clin. J. Am. Soc. Nephrol. 2008 Sep;3(5):1260-5.

245. Birnie K, Verheyden V, Pagano D, Bhabra M, Tilling K, Sterne JA, Murphy GJ. Predictive models for kidney disease: improving global outcomes (KDIGO) defined acute kidney injury in UK cardiac surgery. Critical Care. 2014 2014/11/20;18(6):606.

246. Fischer UM, Weissenberger WK, Warters RD, Geissler HJ, Allen SJ, Mehlhorn U. Impact of cardiopulmonary bypass management on postcardiac surgery renal function. Perfusion. 2002 Nov;17(6):401-6.

247. Kumar AB, Suneja M, Bayman EO, Weide GD, Tarasi M. Association between postoperative acute kidney injury and duration of cardiopulmonary bypass: a meta-analysis. J. Cardiothorac. Vasc. Anesth. 2012;26(1):64-9.

248. Chawla LS, Zhao Y, Lough FC, Schroeder E, Seneff MG, Brennan JM. Off-pump versus on-pump coronary artery bypass grafting outcomes stratified by preoperative renal function. J. Am. Soc. Nephrol. 2012 Aug;23(8):1389-97.

249. Lamy A, Devereaux P, Prabhakaran D, Taggart DP, Hu S, Paolasso E, et al. Off-pump or on-pump coronary-artery bypass grafting at 30 days. N. Engl. J. Med. 2012;366(16):1489-97.

250 Bax JJ, Maddahi J, Poldermans D, Elhendy A, Schinkel A, Boersma E, et al. Preoperative comparison of different noninvasive strategies for predicting improvement in left ventricular function after coronary artery bypass grafting. Am. J. Cardiol. 2003 Jul 1;92(1):1-4.

251. Carluccio E, Biagioli P, Alunni G, Murrone A, Giombolini C, Ragni T, et al. Pacientes com miocárdio em hibernação apresentam volumes e forma do ventrículo esquerdo alterados, que se revertem após a revascularização: evidência de que a dissinergia pode induzir diretamente a remodelação cardíaca. J. Am. Coll. Cardiol. 2006;47(5):969-77.

252. Soraas CL, Larstorp AC, Mangschau A, Tonnessen T, Kjeldsen SE, Bjornerheim R. Demonstração ecocardiográfica da melhoria da função miocárdica no início da cirurgia de revascularização do miocárdio. Interact. Cardiovasc. Thorac. Surg. 2011 Jun;12(6):946-51.

253. Knapp M, Musial WJ, Lisowska A, Hirnle T. The value of dobutamine stress echocardiography in predicting clinical improvement following coronary artery bypass grafting in patients with left ventricular systolic dysfunction. Cardiol J. 2007;14(2):174-9.

254. Garzillo CL, Hueb W, Gersh BJ, Lima EG, Rezende PC, Hueb AC, et al. Análise a longo prazo da fração de ejeção do ventrículo esquerdo em doentes com doença coronária multivaso estável submetidos a tratamento médico, angioplastia ou cirurgia: 10 anos de seguimento do estudo MASS II. Eur. Heart J. 2013 Nov;34(43):3370-7.

255. Bax JJ, Visser FC, Poldermans D, Elhendy A, Cornel JH, Boersma E, et al. Time course of functional recovery of stunned and hibernating segments after surgical revascularization. Circulation. 2001 Sep 18;104(12 Suppl 1):I314-8.

256. Carr JA, Haithcock BE, Paone G, Bernabei AF, Silverman NA. Long-term outcome after coronary artery bypass grafting in patients with severe left ventricular dysfunction. Ann. Thorac. Surg. 2002 Nov;74(5):1531-6.

257. Lee S, Chang BC, Yoo KJ, Hong YS, Kang MS. Clinical results of coronary revascularization in left ventricular dysfunction. Circ. J. 2007 Dec;71(12):1862-6.

258. Basiladze L, Prangishvili A, Chapidze G, Pirvelashvili E, Bakhutashvili Z. Coronary artery bypass grafting in patients with low ejection fraction. Georgian Med. News. 2009 Nov;176(176):17-21.

259. Hamad MS, Peels K, Van Straten A, Van Zundert A, Schonberger J. Cirurgia de bypass da artéria coronária em pacientes com função ventricular esquerda comprometida. Preditores de resultados hospitalares. Ata Anaesthesiol. Belg. 2006;58(1):37.

260 Uyar IS, Sahin V, Akpinar MB, Abacilar F, Yurtman V, Okur FF, et al, editores. Tomada de decisão e resultados da cirurgia de revascularização do miocárdio para pacientes com má função ventricular esquerda. The Heart Surgery Forum; 2013.

261. Herlitz J, Karlson BW, Sjoland H, Brandrup-Wognsen G, Haglid M, Karlsson T, Caidahl K. Long term prognosis after CABG in relation to preoperative left ventricular ejection fraction. Int. J. Cardiol. 2000 Jan 15;72(2):163-71; discussão 73-4.

Apêndices

APÊNDICE 1: Formulário de recolha de dados

Meio de recolha de dados

Nome completo:
....
......
Número do ficheiro:
....
......
Data de nascimento:
....
......
Dados pré-operacionais :
Idade: 1. <40 2. 40-50 3. 50-60 4. >60
Género: 1. masculino 2. Feminino
Hereditariedade coronária: 1. sim 2. não Não
IMC : 1. <30 2. >30
HTA: 1. sim 2. Não
Diabetes: 1. Sim 2. Não
Tipo de diabetes: 1. DMT2 2. NIDDM 3. Dependente de insulina 4. Descoberta pela primeira vez
Dislipidemia: 1. sim 2. não Não
Estilo de vida sedentário: 1. sim 2. Não
Fumador: 1. sim 2. não Não
Redux: 1. Sim 2. Não
História coronária: 1. Tratamento médico 2. Angioplastia 3. Cirurgia de bypass
Doença arterial periférica: 1. sim 2. não Não
Sintomas de ACOMI: 1. claudicação intermitente 2. dor em repouso Dor em repouso 3. isquémia crítica
TTT para ACOMI: 1. Médico 2. Cirúrgico
Estenose carotídea: 1. Sim 2. Não
Graus de estenose carotídea: 1. <70% 2. > 70% 3. >80%
Tratamento da estenose carotídea: 1. médico 2. Cirúrgico
Acidente vascular cerebral: 1. sim 2. Não
TIA: 1. sim 2. Não
Tipo de AVC: 1. Isquémico 2. Hemorrágico
Sequelas neurológicas: 1. sim 2. não Não
Insuficiência renal: 1. Sim 2. Não
Valor da depuração da creatinina: ....

Depuração da creatinina: 1. >=90 2. 60-89 3. 30-59 4.15-29 5. <15
DPOC: 1. Sim 2. Não
Emergência: 1. Sim 2. Não
Níveis de emergência: 1. TV 2. Saco de contra-pulso 3. Paragem cardíaca recuperada 4. Ventilação mecânica pré-operatória 5. Agentes vasopressores 6. Insuficiência renal aguda
Estado hemodinâmico instável: 1. Sim 2. Não
NYHA : 1. I 2. II 3. III 4. IV
Ortopneia: 1. sim 2. não Não
OMI: 1. sim 2. Não
Síncope: 1. sim 2. Não
Lipotimia: 1. sim 2. não Não
Aborto: 1. sim 2. Não
Angina de esforço: 1. sim 2. não Não
SCA: 1. ST + 2. ST -
SCA: 1. Com troponinas elevadas 2. Sem troponinas elevadas
Outro motivo de consulta: 1. Sim 2. Não
Descrição:
....
Teste de exercício: 1. Sim 2. Não
Cintigrafia do miocárdio: 1. Sim 2. Não
IM recente: 1.sim 2. Não
Clopidogrel: 1. sim 2. Não
Aspégic : 1. Sim 2. Não
Anti-GP IIB IIIA: 1. Sim 2. Não
HNF: 1. sim 2. Não
HBPM: 1. sim 2. Não
AVK: 1. sim 2. Não
Cordarone : 1. sim 2. Não
Digoxina: 1. sim 2.não
Bloqueio B: 1. Sim 2. Não
Diurético: 1. sim 2. não Não
IEC: 1. Sim 2. Não
ARA II: 1. sim 2. Não
Inibidor de cálcio: 1. Sim 2. Não
Derivado nitroso: 1. Sim 2. Não
Estatina: 1. sim 2. Não
Radiografia do tórax:
....
....
Dados ECG :
Ritmo cardíaco: 1. Sinusal 2. ACFA 3. BAV 4. BBG

Perturbações da repolarização: 1. Desvio ST 2. Deslocamento subST 3. Necrose da onda Q
4. Onda T negativa 5. Normal
Biologia :
Hb : .... Hte : .... GB : .... PQ : ....
Troponina: 1. Positivo 2. Negativa
Dados do ETT pré-operatório :
FEVE: ....
PAH: 1. Sim 2. Não
Valor PAPS: ....
Perturbação da cinética segmentar: 1. sim 2. não Não
Descrição:
....
Doença valvular associada: 1. Sim 2. Não
Tipo de doença valvular: ....
Angiografia coronária :
Localização da estenose do TCG: 1. Proximal 2. Intermédia 3. Distal 4. Tubular
Tipo de estenose: 1. Apertada (50-69%) 2. Muito apertada (70-89%) 3. Crítica (>=90%)
Estatuto: 1. Monotruncular 2. Bi-truncular 3. Tritruncular
Artérias estenóticas: 1. IVA 2. Bx 3. CX 4. CD 5. Dg 6. Mg 7. IVP 8. RVG
Tipos de estenose para cada artéria: 1. Intermédia 2. Muito apertada 3. Muito apertada
Artéria com stent: 1. Sim 2. Não ....
Artéria em ponte: 1. Sim 2. Não ....
Artéria ocluída: 1. VIA 2. Bx 3. CX 4. CD 5. Dg 6. Mg 7. IVP 8. RVG
Tempo para revascularização: ....
Tempo para revascularização: 1. 2-4d 2. 5-8d 3. 9-15d 4. 16-30d 5. >30j
Levosimendan : 1. Sim 2. Não
ASA: 1. I 2. II 3. III 4. IV 5. V
Euroscore II:
....
Euroscore II: 1. <5% 2. 5-10% 3. >10%
Pontuações STS: Risco de mortalidade: ....
Morbilidade ou mortalidade: ....
Dados intra-operatórios :
PAC : 1. CEC 2. Batimento cardíaco 3. Conversão de CB para CEC
Ato: 1. AHU simples 2. Bomba de calor dupla 3. Bomba de calor tripla 4. Bomba de calor quádrupla 5. Bomba de calor quíntupla

Enxertadores: 1. AMIG 2. Sequencial mamário 3. Mamária dupla 4. Mamária + VSI
5. 2 mamárias + VSI
Diagrama do enxerto:
....
....
Revascularização completa: 1. Sim 2. Não
Dados CEC :
Duração do CEC:
....
....
Duração do pinçamento aórtico:
....
Duração da assistência:
....
....
Via de cardioplegia: 1. Anterógrada 2. Retrógrada 3. Mista
Tipo de cardioplegia: 1. Sangue 2. Cristaloide 3. Sangue + cristaloide 4. Outro
Quantidade de cardioplegia: 1. 1 dose 1. 1 dose +1/2 2. 2 doses 3. 3 doses 4. > 3 doses
Agentes vasopressores: 1. NAD 2. Dobu 3. NAD + Dobu 4. Adré 5. Nada
Fibrilhação ventricular: 1. Sim 2. Não
Choque elétrico interno: 1. Sim 2. Não
ACFA : 1. sim 2. Não
Estimulação temporária: 1. Bradicardia 2. BAV
Dependência de estimulação externa: 1. Sim 2. Não
Saída da CEC: 1. Fácil 2. Doses elevadas de catecolaminas 3. Assistência 4. Reinício do bypass
5. Bola de contra-pulsos
Transfusão: 1. Sim 2. Não
Morte intra-operatória: 1. Sim 2. Não
Dados pós-operatórios :
Duração da ventilação mecânica: ....h
Extubação <6h: 1. Sim 2. Não
Tempo de permanência nos cuidados intensivos: 1. 1 d 2. 2 d 3. 3 d 4. > 3 j
....
Tempo de permanência no hospital: 1. 3 d 2. 4 d 3. 5 d 4. 6 d 5. 7 d 6. >7 j
....
Biologia :

ETT pós-operatório precoce :
FEVE: ....
FEVE: 1. Melhorou 2. Igual a 3. Alterada

PAPS: ....

PAPS : 1. <=30 2. >30

Perturbações da cinética: 1. Sim 2. Não

Complicações pós-operatórias :

Hemorragia :

Hemorragia (> 150 ml / primeiras 4 horas): 1. Sim 2. Não

Quantidade: ....

Currículo: 1. sim 2. Não

Transfusão: 1. Sim 2. Não

CGR: ....

PFC: ....

PQ: ....

Fibrinogénio: 1. Sim 2. Não

Fator VII: 1. Sim 2. Não

Exacyl : 1. sim 2. Não

Choque hemorrágico: 1. Sim 2. Não

Hemorragia digestiva: 1. Sim 2. Não

Cardiovascular :

Baixo débito cardíaco: 1. Sim 2. Não

Bola de contra-pulsos: 1. Sim 2. Não

IDM: 1. sim 2. Não

Clopidogrel: 1. sim 2. Não

OAP cardiogénico: 1. Sim 2. Não

Acidente vascular cerebral isquémico: 1. Sim 2. Não

Acidente vascular cerebral hemorrágico: 1. Sim 2. Não

ECMO: 1. sim 2. Não

Tonicardíacos: 1. NAD 2. Dobu 3. NAD+ Dobu 4. Adré 5. Nada

Arritmia supra ventricular: 1. Sim 2. Não

Boc auriculoventricular: 1. Sim 2. Não

Derrame pericárdico: 1. Sim 2. Não

Tamponamento: 1. sim 2. Não

Complicações respiratórias :

SDRA: 1. Sim 2. Não

Utilização da NIV: 1. sim 2. não Não

Re-intubação: 1. Sim 2. Sim

Ventilação mecânica prolongada: 1. Sim 2. Não

Ventilação mecânica: ....h

Embolia pulmonar: 1. sim 2. não Não

Anticoagulação curativa: 1. Sim 2. Não

PNO: 1. sim 2. Não

Complicações infecciosas :

Mediastinite: 1. Sim 2. Não

Currículo: 1. sim 2. Não
Período de recuperação: ....
Infeção broncopulmonar: 1. Sim 2. Não
Infeção do trato urinário: 1. sim 2. não Não
Sépsis: 1. sim 2. não Não
Choque sético: 1. Sim 2. Não
TBA: 1. Sim 2. Não
ATB:
....
....

Complicações renais :
Insuficiência renal pós-operatória: 1. sim 2. não Não
Depuração da creatinina pós-operatória:
....
...

Hemodiálise: 1. Sim 2. Não
Citólise hepática: 1. Sim 2. Não
Acidente de transfusão: 1. Sim 2. Não
Insuficiência multivisceral: 1. Sim 2. Não
Morte: 1. sim 2. não Não

Seguimento em cardiologia: mais de 2 anos:
ETT :
^{er}1 seguimento: ....months
FEVE:
....
FEVE: 1. Melhorou 2. Igual a 3. Alterada
PAPS : 1. <=30 2. >30 valor :...
Desordem cinética: 1. Sim 2. Não
^{ème}2 acompanhamento: ....months
FEVE:
....
FEVE: 1. Melhorou 2. Igual a 3. Alterada
PAPS : 1. <=30 2. >30 valor :...
Desordem cinética: 1. Sim 2. Não
^{ème}3 acompanhamento: ....months
FEVE:
....
FEVE: 1. Melhorou 2. Igual a 3. Alterada
PAPS : 1. <=30 2. >30 valor :...
Desordem cinética: 1. Sim 2. Não

Mortalidade: 1. Sim 2. Não

Tempo até à morte: ....
Clínica :
Assintomático: 1. Sim 2. Não
Sintomatologia:

....

....

SCA: 1. sim 2. Não
Angina residual: 1. Sim 2. Não
Dispneia: 1. Sim 2. Não
NYHA : 1. I 2. II 3. III 4. IV 5. V
Acidente vascular cerebral: 1. sim 2. não Não
Insuficiência cardíaca congestiva aguda: 1. Sim 2. Não
ECG: perturbações da repolarização: 1. Sim 2. Não
ACFA: 1. sim 2. Não
Angiografia coronária :

....

....

....

Angioplastia: 1. Sim 2. Não

....

....

....

APÊNDICE 2: Classificação da NYHA

Classe	Expressão clínica
Classe I	doentes sem restrições nas actividades normais
Classe II	ligeira limitação da atividade
Classe III	com uma atividade muito limitada, estão mais à vontade do que em repouso
Classe IV	os sintomas ocorrem mesmo em repouso

APÊNDICE 3: Fluxo coronário e pontuação TIMI

- Le flux TIMI 0 : c'est l'occlusion. Aucun produit de contraste ne passe à travers la sténose
- Le flux TIMI 1 : le contraste passe à travers la sténose mais n'opacifie pas complètement le lit d'aval
- Le flux TIMI 2 : le contraste passe la sténose mais il y a un retard de flux en aval de la sténose
- Le flux TIMI 3 : flux normal, identique en aval qu'en amont de la sténose

APÊNDICE 4: Sistema de classificação do estado físico da ASA

1: Paciente normal
2: Doente com anomalia sistémica moderada
3: Doente com anomalia sistémica grave
4: Doente com anomalia sistémica grave que representa uma ameaça constante para a vida
5: Doente moribundo que dificilmente sobreviverá sem intervenção
6: Doente declarado em morte cerebral cujos órgãos são retirados para transplante

APÊNDICE 5: Calculadora EuroSCORE II

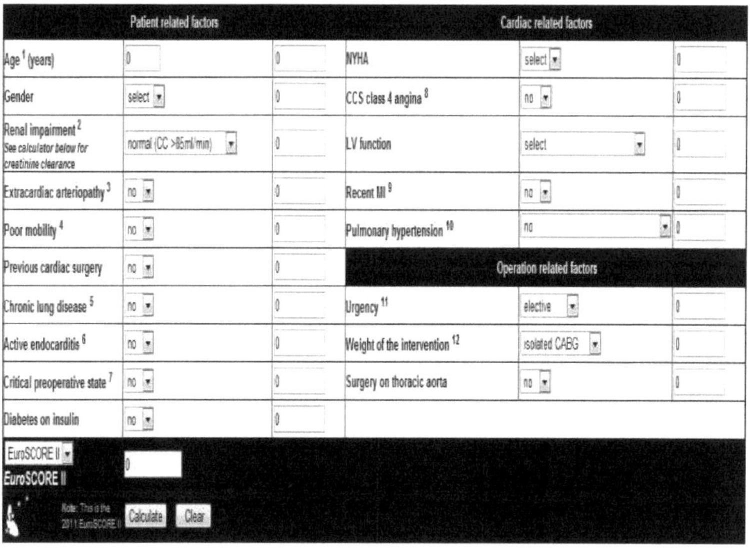

Patient related factors			Cardiac related factors		
Age [1] (years)	0	0	NYHA	select	0
Gender	select	0	CCS class 4 angina [8]	no	0
Renal impairment [2] *See calculator below for creatinine clearance*	normal (CC >85ml/min)	0	LV function	select	0
Extracardiac arteriopathy [3]	no	0	Recent MI [9]	no	0
Poor mobility [4]	no	0	Pulmonary hypertension [10]	no	0
Previous cardiac surgery	no	0	**Operation related factors**		
Chronic lung disease [5]	no	0	Urgency [11]	elective	0
Active endocarditis [6]	no	0	Weight of the intervention [12]	isolated CABG	0
Critical preoperative state [7]	no	0	Surgery on thoracic aorta	no	0
Diabetes on insulin	no	0			
EuroSCORE II *EuroSCORE II*	0				
Note: This is the 2011 EuroSCORE II	Calculate	Clear			

APÊNDICE 6: Calculadora da pontuação de risco STS

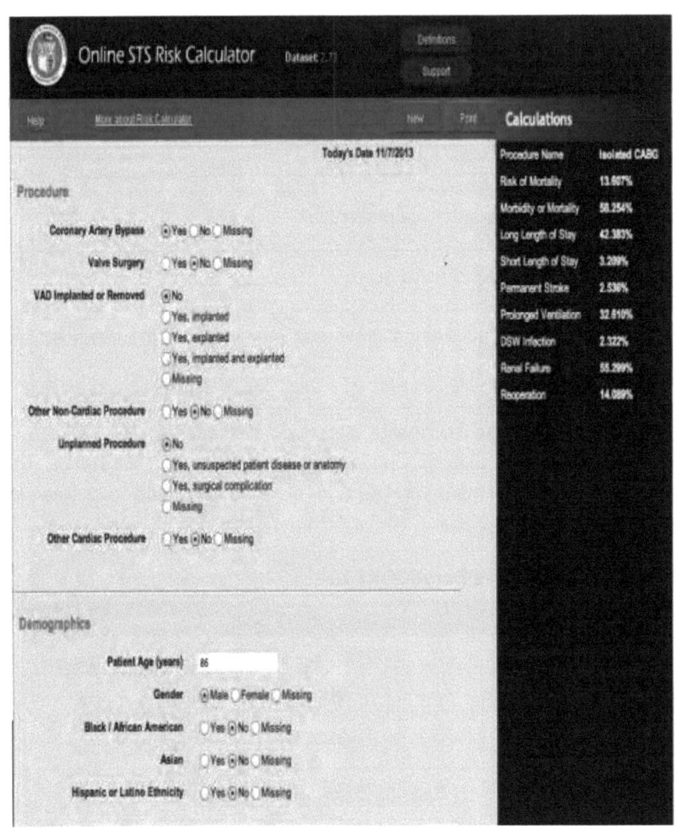
Online STS Risk Calculator
Dataset
Definitions
Support
Help
More about Risk Calculator
New
Print
Calculations
Procedure Name
Isolated CABG
Risk of Mortality
13.607%
Morbidity or Mortality
58.254%
Long Length of Stay
42.383%
Short Length of Stay
3.209%
Permanent Stroke
2.538%
Prolonged Ventilation
32.610%
DSW Infection
2.322%
Renal Failure
55.299%
Reoperation
14.089%
Today's Date 11/7/2013
Procedure
Coronary Artery Bypass
Yes No Missing
Valve Surgery
Yes No Missing
VAD Implanted or Removed
No
Yes, implanted
Yes, explanted
Yes, implanted and explanted
Missing
Other Non-Cardiac Procedure
Yes No Missing
Unplanned Procedure
No
Yes, unsuspected patient disease or anatomy
Yes, surgical complication
Missing
Other Cardiac Procedure
Yes No Missing
Demographics
Patient Age (years)
86
Gender
Male Female Missing
Black / African American
Yes No Missing
Asian
Yes No Missing
Hispanic or Latino Ethnicity
Yes No Missing

REVASCULARIZAÇÃO CIRÚRGICA EM PACIENTES COM DISFUNÇÃO VENTRICULAR ESQUERDA: UMA ANÁLISE DOS RESULTADOS DA MORTALIDADE OPERATÓRIA E A MÉDIO PRAZO

Resumo

Antecedentes:
Para doença coronária complexa e fração de ejeção do ventrículo esquerdo (FEVE) reduzida, as diretrizes recomendam a cirurgia de revascularização do miocárdio (CABG). No entanto, este procedimento apresenta alto risco de mortalidade e morbidade pós-operatória. Este estudo teve como objetivo investigar a morbidade e mortalidade de pacientes com fração de ejeção reduzida FEVE ≤40%.

Métodos:
Realizamos um estudo descritivo retrospetivo no Hospital Militar de Túnis de 2012 a 2021, com foco em pacientes com CRM com CEC com FEVE pré-operatória ≤40%. Os critérios de não inclusão foram cirurgias prévias de revascularização do miocárdio ou substituições valvulares cardíacas e complicações de infarto do miocárdio. Os critérios de exclusão incluíram cirurgia de revascularização do miocárdio sem circulação extracorpórea, dados incompletos ou seguimento. Os desfechos do estudo foram a morbidade operatória (≤30 dias) e de seguimento.

Resultados:
Foram incluídos setenta e três doentes. A idade média foi de 60 ± 7 anos. Os eventos cardiovasculares adversos maiores no pós-operatório precoce (ECAM) incluíram mortes (22%), síndrome de baixo débito cardíaco (SBC) (38%), enfarte do miocárdio (16%) e acidentes vasculares cerebrais (1%).
Os preditores de mortalidade operatória foram a doença arterial crónica dos membros inferiores, a doença renal crónica (DRC), a doença do tronco da artéria coronária esquerda, a revascularização incompleta do miocárdio, a SCO pós-operatória, os enfartes do miocárdio, a lesão renal aguda ou infecções pós-operatórias, a duração da ventilação mecânica >10 horas e a FEVE pós-operatória ≤ 33%.
O seguimento médio foi de oito anos. Os preditores de mortalidade durante o seguimento foram: DRC pré-operatória, insuficiência cardíaca aguda pré-operatória, cirurgia de revascularização miocárdica emergente, anormalidades pré-operatórias do movimento da parede do VE ântero-septal, hemoglobina glicada pré-operatória ≥9%, mediastinite e uma diminuição da FEVE de mais de cinco por cento. Uma melhoria na FEVE ≥5% foi associada a uma menor taxa de mortalidade tardia. A sobrevida global foi de 68,5% aos dois anos e de 57,9% aos cinco anos. Na análise multivariada, os preditores independentes de mortalidade global foram as alterações do movimento da parede anterior ou antero-septal do VE (OR=4,21), a cirurgia emergente (OR=1,1) e a SCE pós-operatória (OR=9,79).

Conclusão:

A morbilidade e mortalidade observadas reflectem um risco operatório significativo da cirurgia de revascularização miocárdica nos casos de FEVE reduzida. A identificação pré-operatória dos factores preditores de mortalidade pela equipa médico-cirúrgica permite a avaliação do risco, a antecipação de complicações e a otimização dos resultados pós-operatórios.

Palavras-chave: Insuficiência Cardíaca, Doença da Artéria Coronária, Cirurgia Cardíaca, Disfunção Ventricular

REVASCULARIZAÇÃO CIRÚRGICA DE DOENTES CORONÁRIOS COM DISFUNÇÃO VENTRICULAR ESQUERDA: ESTUDO DA MORTALIDADE IMEDIATA E A MÉDIO PRAZO

Resumo

Introdução:
Para lesões coronárias complexas, a cirurgia de revascularização do miocárdio (CRM) é a operação de escolha, apesar de sua alta morbidade e mortalidade pós-operatória. O objetivo deste estudo foi investigar a mortalidade em pacientes com FEVE pré-operatória ≤40%.

Métodos :
Este é um estudo retrospetivo descritivo realizado no Hospital Militar de Tunis entre 2012 e 2021, incluindo pacientes submetidos à CRM com FEVE≤40%. Não foram incluídas cirurgias cardíacas ou valvulares prévias concomitantes, bem como aquelas que tratavam uma complicação mecânica do infarto do miocárdio (IM). Foram excluídos os registos incompletos, os casos de perda de seguimento e a cirurgia de coração batendo. A mortalidade precoce (<30 dias) e a mortalidade tardia pós-PAC foram utilizadas como endpoints.

Resultados :
Foram incluídos 73 doentes. A idade média foi de 60±7 anos. Os principais eventos cardiovasculares adversos pós-operatórios (ECAM) foram morte (22%), síndrome de baixo débito cardíaco (SBC) (38%), enfarte do miocárdio (16%) e acidente vascular cerebral (1%).
Os factores preditivos de mortalidade precoce foram: doença arterial crónica dos membros inferiores, insuficiência renal crónica (IRC), estenose do tronco comum, revascularização incompleta, intubação (VM) >10 horas, FEVE pós-operatória ≤ 33%, ou uma complicação pós-operatória (SBDC, enfarte do miocárdio, insuficiência renal aguda ou infeção).
O seguimento médio foi de oito anos. Os factores preditivos de mortalidade tardia foram: DRC, insuficiência cardíaca aguda pré-operatória, cirurgia de extrema urgência, hipocinesia anterosseptal extensa pré-operatória, mediastinite, hemoglobina glicada pré-operatória ≥9% ou diminuição da FEVE ≥5%. Por outro lado, a melhoria da FEVE ≥ 5% foi associada a uma menor mortalidade tardia.
A sobrevivência global foi de 69% aos dois anos e de 58% aos cinco anos. Na análise multivariada, os factores independentes preditivos da mortalidade global foram: distúrbios cinéticos anteriores ou ântero-septais (OR=4,2), cirurgia de emergência extrema (OR=1,1) e SBDC pós-operatório (OR=9,8).

Conclusão:
A morbilidade e mortalidade observadas reflectem um risco operatório significativo para a CABG nos casos de FEVE reduzida. A deteção pré-operatória de factores preditivos desta morbilidade e mortalidade permitiria uma melhor seleção dos doentes, de forma a antecipar as complicações e otimizar os cuidados pós-operatórios.

Palavras-chave: Insuficiência cardíaca , Doença coronária , Cirurgia cardíaca , Disfunção ventricular

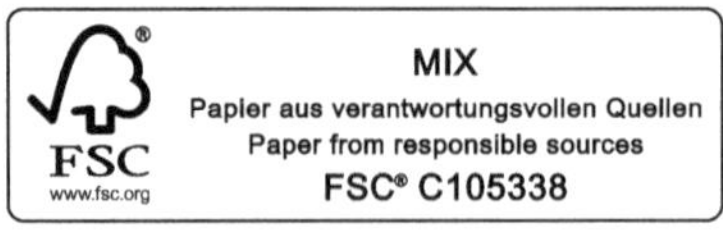

Printed by Books on Demand GmbH, Norderstedt / Germany